·全新版·

把金牌月嫂请回家

坐月子与新生儿护理实用手册

周英★编著

中国妇女出版社

图书在版编目（CIP）数据

把金牌月嫂请回家：坐月子与新生儿护理实用手册：
全新版 / 周英编著 . -- 北京：中国妇女出版社，
2020.1

ISBN 978-7-5127-1808-1

Ⅰ . ①把… Ⅱ . ①周… Ⅲ . ①产褥期-妇幼保健-手
册②新生儿-护理-手册 Ⅳ . ① R271.43-62 ② R174-62

中国版本图书馆 CIP 数据核字（2019）第 273973 号

把金牌月嫂请回家——坐月子与新生儿护理实用手册（全新版）

作　者：周　英　编著
责任编辑：陈经慧
封面设计：尚世视觉
责任印制：王卫东
出版发行：中国妇女出版社
地　　址：北京市东城区史家胡同甲 24 号　　　邮政编码：100010
电　　话：（010）65133160（发行部）　　65133161（邮购）
网　　址：www.womenbooks.cn
法律顾问：北京市道可特律师事务所
经　　销：各地新华书店
印　　刷：三河市祥达印刷包装有限公司
开　　本：170×240　1/16
印　　张：14
字　　数：180 千字
版　　次：2020 年 1 月第 1 版
印　　次：2020 年 1 月第 1 次
书　　号：ISBN 978-7-5127-1808-1
定　　价：39.80 元

前言

养育一个健康聪明的宝宝是每个家庭的心愿，而产后母婴护理是养育孩子的过程中很关键的一步。

从事母婴护理及产后修复工作近20年来，我为多家月嫂公司做过金牌月嫂培训讲师，对来自全国的学员进行母婴护理专业培训，回复了几十万条来自全国各地新妈妈、准妈妈的咨询。

在本书中，我将护理知识与实践经验相结合，给妈妈和宝宝提供最实用、最有针对性的指导。书中的很多内容都是我多年一线经验的分享，是其他书本上看不到的。

作为新手父母，宝宝的降临以及在喂养的过程中出现的突发情况是不是让你们手足无措？你知道如何正确催乳，让宝宝有充足的"口粮"吗？你知道宝宝为什么啼哭吗？你知道为什么宝宝的第一口辅食是米粉，而不是蛋黄？如何护理好宝宝，让宝宝少生病？又如何让新妈妈顺利、愉悦地坐个好月子？……关于坐月子、新生儿护理及养育的相关问题我都会在书中为大家一一解答，相信您一定能找到您需要的答案。

如果您是正在待产的准妈妈，这本书会让您有一种把一位专业老师或金牌月嫂请回家的感觉，它能帮您解决坐月子期间的所有问题。

如果您是一位从事母婴护理的新学员，那么这本书也会给您很大的帮助，它会帮您很快成为一名合格的月嫂。

周英

2019 年 12 月

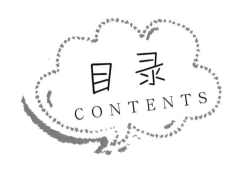

目 录
CONTENTS

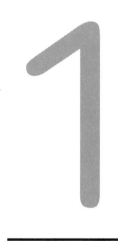

1

001

月嫂，给您和宝宝专业的呵护

2

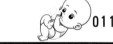

011

坐月子前的准备

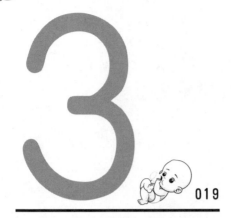

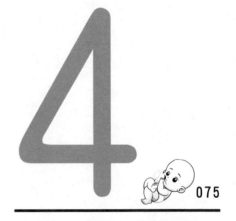

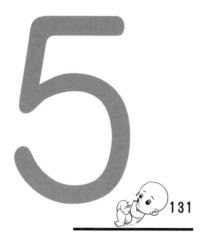

5

131

婴幼儿辅食添加

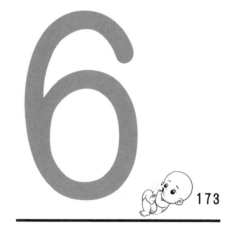

6

173

给宝宝断母乳的时间与方法

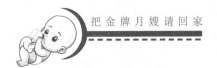
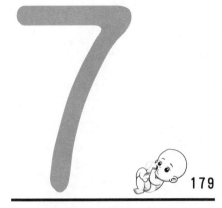

179

宝宝的牙齿保健

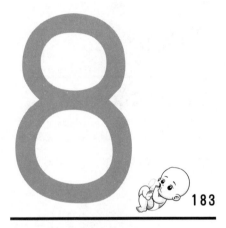

183

关于孩子的身高

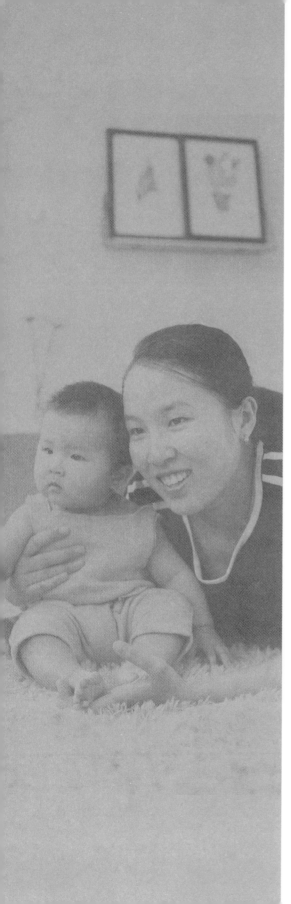

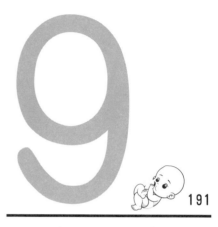

9

191

0～3岁婴幼儿早期智力开发

1

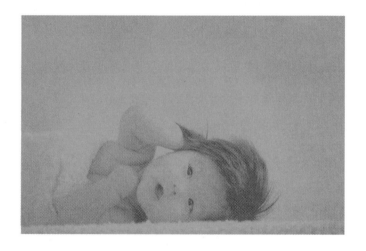

月嫂，给您和宝宝专业的呵护

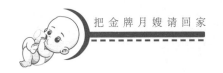

月嫂与普通保姆有何不同

月嫂，通俗地讲就是在月子期间照顾产妇和新生儿的高级家政服务人员。月嫂与保姆二者之间的区别就是有无专业的产后护理技能。月嫂必须经过专业培训、获得相关的证书后才能上岗。

月嫂可以为新妈妈和宝宝提供24小时专业月子护理，解决了新妈妈的后顾之忧。月嫂能让宝宝在月子里健康成长，养成良好的生活习惯，同时，新妈妈也能得到充分的休息，避免出现各种月子病和产后抑郁症。

月嫂的工作职责主要包括：

照顾产妇

●指导产妇科学地实施母乳喂养和乳房护理：给产妇按摩乳房以疏通乳腺管，缓解乳房胀痛；教会产妇正确哺乳。

●营养配餐：为产妇煲汤，制作营养餐，合理安排产妇饮食。

●健康护理及常见病预防：做好产妇的健康护理及产褥期常见病的预防，注意产后宫缩、恶露的观察，并对产妇进行相应指导。

●形体恢复指导：指导产妇做产后恢复操，进行体形恢复指导。

●心理疏导：做好产妇的心理疏导，避免产后抑郁症的发生。

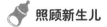 **照顾新生儿**

●喂养及护理：给新生儿喂奶、喂水、换尿布、洗澡、脐带消毒等。

●做抚触及被动操。

●新生儿用品消毒：奶具正确消毒。

●常见病的预防：对黄疸、湿疹、腹泻等常见病进行预防及护理。

●能力训练：对新生儿进行大动作训练、精细动作训练、语言能力训练、社会适应行为训练、视觉和听力的训练等。

●培养新生儿良好的生活习惯。

如何请到一位好月嫂

女人坐月子是大事，稍有不慎就可能落下一身毛病。月嫂对新妈妈来说意义重大。一名月嫂选择得好与不好，直接关系到宝宝和新妈妈的身心健康，因此月嫂应当具备的素质和能力十分重要。总的来讲，月嫂必须身体健康，要有爱心、耐心，有产后护理技能和带孩子的经验，同时还要有一定的知识水平和接受新知识的能力。挑选月嫂，主要应考虑以下几点：

1.所在家政公司要正规

选择家政公司要验看其营业资格，并保证其工作人员的从业资格。签订合同要写清服务的具体内容、收费标准、违约或事故责任等，付费时应索要正规发票。正规家政公司有一套严格审查的程序，每一位月嫂都有自己的档案，

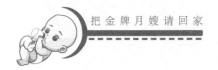
其中包括身份证、健康证、高级母婴护理师证、催乳师证、从业经验、照片等资料，雇主要验看这些证件。

2.身体健康

健康状况良好才能做一个称职的月嫂。如果月嫂携带某些病菌，在护理宝宝时很有可能把自身携带的病菌传染给体质较弱的宝宝和刚经历分娩、身体未完全恢复的新妈妈。正规的月嫂一般须进行一个全面的身体检查，包括乙肝两对半、肝功能、胸部X检查、妇科检查等体检项目，合格者才有资格做月嫂。

温馨提示

对月嫂进行面试时，不要只问一些护理常识，这些在书本里可以看到的知识，月嫂一般都懂一些。最好多问问她在实践方面的经验，让月嫂讲一讲自己在带过的孩子身上发生的事及处理方法。还可以假设几种情况看月嫂如何处理。

除了技能外，还要看人品，了解一个月嫂是否有责任心、对孩子是否有爱心也非常重要。

3.经验和年龄

月嫂最好是系统地学习过护理专业知识和基本医学知识，或接受过专业的月子护理培训。月嫂年龄段不同，却各有优势。25～40岁的月嫂一般较成熟、稳重，工作经验较多；40岁以上的月嫂，大都具有相当多的工作经验及人生经历，富有耐心。那些接受过专业训练的，年龄40～50岁的"奶奶型"月嫂对一般家庭较为适合，因为她们具有丰富的育儿经验，不仅对宝宝的常见病能够及时发现，而且对产妇的心理能够进行有效调节。

可通过打听口碑如何，看是否曾带过月子里的孩子，是否有育儿经验等方法来选择月嫂。另外，月嫂的生活习惯好不好，是否讲究个人卫生也特别重要。

4.性格相投

与这家的产妇相处融洽的月嫂，不一定就适合另一家。温柔型的月嫂，性子急的家庭可能就嫌月嫂干活不麻利；手脚麻利的月嫂又会被性子慢的家庭认为做事不细心。因此，在雇用月嫂之前，产妇家庭应该把自己的要求尽量讲清楚，并对月嫂的性格进行初步了解，避免请到不称心的月嫂。如果月嫂不是本地人，看看能否用普通话交流，以免和月嫂在交流上出现障碍。

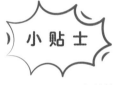

小贴士

把月嫂请回家之后，我们还需要做什么？对新手妈妈来说，请月嫂前半个月可以享受，后半个月应该学习。因为月嫂一般就请一两个月，一两个月后事情还是要自己接手，所以要趁月嫂在的时候多学点，才不至于在月嫂走后手忙脚乱，什么都不会。很多请了月嫂的人都容易犯的一个错误——"大撒手"，一切事情都交给月嫂，自己彻底解放，最后发现月嫂一走自己手忙脚乱，啥都不会。所以，趁月嫂在的时候一定要注意以下3点：

（1）在月嫂协助新妈妈调养好身体的同时，也要做好开奶、催乳工作，以确保宝宝能吃上足够的母乳。

（2）配合月嫂培养宝宝合理的作息时间，为以后自己轻松带宝宝打下良好的基础。

（3）向月嫂学习婴儿护理的方法，前半个月观察，后半个月让月嫂在一旁指导，自己来实际操作，直到自己能应付自如。

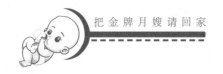

如何与月嫂和睦相处

与月嫂和睦相处的秘诀是互相理解、互相尊重。月嫂要把产妇和宝宝当作亲人一样去照顾，客户要把月嫂当作家人一样去关心。只有做到这样，彼此相处才会和谐，心情才会愉快，也只有在和谐愉快的氛围中才能共同照顾好宝宝。

我曾遇到过这样一位客户，她是孩子的奶奶。她每天变着花样给我做鸡鸭鱼肉，水果、点心等，多得都吃不完，弄得我心里很是过意不去。我就对她说："阿姨，您不用这么破费，咱们吃些家常便饭就可以了。"她说："那怎么行，如果你吃不好，哪有精力照顾我孙子呀？你有专业知识，有护理经验，我没有，我不能像你一样用科学的方法喂养宝宝，但我有能力把你照顾好。因为我只有把你照顾好了，你才有精力去照顾我的孙子呀！"看似很朴实的一句话，却让人心里暖暖的。月嫂的工作很辛苦，每天要24小时守护宝宝，如果再吃不好、睡不好，那么工作质量肯定会下降。可是这么简单的道理，却有很多人不明白。

记得有一次，我教过的一位学员在客户家服务结束后，买了一大袋子各种各样的水果请我吃。我开玩笑地对她说："怎么？发财了？买这么多水果请老师吃。"她说："请老师吃只是一方面，另一方面是我自己也要解解馋。"看到我疑惑不解的眼神，她说："老师，您不知道，我服务的这家太抠了，在她家一个月我都没吃过水果。每天都是咸菜、馒头，要不就炒点儿素菜，一个月都没炖过一次肉！"客户只看到月嫂吃饭多，却看不到月嫂工作有多辛苦。

因为宝宝随时都需要照顾，月嫂是没有时间出去买东西的。所以，水果之类的都是要客户提供，但有些客户确实是不讲究，不但一个月都不给月嫂吃水果，甚至连饭都不给吃饱，这样月嫂能有精力和体力去工作吗？心里能高兴吗？月嫂心里不高兴能每天对着宝宝笑吗？月嫂心情不舒畅，精力、体力不好，自然也就发挥不出最高的服务水平，真的是得不偿失。

我前面提到的曾服务过的那家客户正好相反，在她家工作的26天，虽然也很辛苦，但我一点儿也不觉得累。很多不是我工作范围的活，我都心甘情愿地帮她做。结果产妇恢复得特别好，宝宝也特别健康。

这家客户是在产妇出院后请我去她家的，因为在医院的那几天她们给孩子喂奶没有经验，导致产妇乳头严重皲裂，甚至孩子吃奶时吃得满嘴是血，妈妈疼得直掉眼泪。为了能让产妇伤口尽快愈合，我让孩子停止吸吮，每天除了给产妇涂抹药膏（羊毛脂）外，我还给她按摩、挤奶，以防奶水减少。在我每次给她挤奶时，她都很过意不去，总对我说："谢谢姐姐，辛苦您了！"

每次做好吃的，产妇都会让我先尝尝，不然她就不吃。她婆婆也是，每天都会洗很多水果放到我的床头，什么活儿都和我抢着干，总说："你带宝宝那么辛苦，去休息一会儿，这点儿活儿就交给我吧。"全家人都像对待贵客一样，更像对待好久不见的亲人一样对待我，让我的心里充满感激、感动，让我心甘情愿地付出。

通过这件事，说明客户其实不用花费很多的金钱，只是多一些关心、多

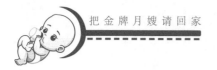

一些尊重、多一些温暖，就会得到更多的回报，最后受益的还是产妇和宝宝。

当然，作为月嫂，也要多理解客户，和客户多沟通。首先要把产妇和宝宝当成自己的亲人一样去照顾，把产妇的家人当成自己家人一样去相处，要充满爱心，不能为了工作而工作。

月嫂是顺应市场需求而产生的新职业，这一职业并不是简单的工作，它不仅需要掌握全面、科学的专业技术，还要有较高的道德品质、文化素质和丰富的母婴护理经验。

前不久，在我们公司就出现过这样一个案例。一位月嫂刚到客户家没几天就和宝宝的姥姥吵起来了，公司只好换人。那位月嫂回来后告诉我们其吵架的原因，说是孩子的姥姥特别喜欢宝宝，总喜欢抱着宝宝。月嫂怕她给孩子养成不好的习惯，形成依赖性，就不让她抱。开始姥姥还听，尽量控制。那天下午她看到月嫂和孩子都睡着了，就偷偷地把孩子抱到另一个房间去了。月嫂醒来后发现这个情况就与姥姥发生了争执。姥姥也生气了，说："我自家的孩子我抱抱怎么了，我还不能碰了？"月嫂说："现在孩子归我管，你就是不能碰！"就这样两个人吵了起来。

这件事，我觉得问题主要在月嫂。虽然她也是好意，怕给孩子养成不好的习惯，但她太主观，和客户缺少沟通。如果她能耐心地给姥姥讲道理，相信姥姥是能理解的，也就不会出现上述的不愉快。所以，月嫂学会如何和客户沟通，跟掌握过硬的专业技能一样重要。

每一个迎接新生命的家庭都是幸福快乐的，但同时也是非常繁忙的，因为原本很有规律的生活一下子被打乱了。几乎每一个家庭在宝宝刚出生的前几天都是手忙脚乱、无所适从。这时，客户最信任的就是月嫂，我们应该多理解客户，尽量为客户解决各种问题，要理解客户的快乐与烦恼，不要在一些小事上斤斤计较。特别是有些产妇因生理原因会出现不同程度的抑郁症状，我们更应该理解和包容。另外，就是不要随便打听别人的隐私，产妇家庭内部发生矛盾时，特别是婆媳之间，不要参与，必要时可以适当作些劝解。

我们公司曾出现过这样一件事。一位月嫂接受客户面试，各项专业知识和技能客户都很满意，本来已经决定签合同了，就因月嫂问客户："你家几口人？你老公是做什么工作的？"结果那个客户说什么也不签合同了。

尽管我们在培训时一再强调，不要随意打听别人的隐私，跟自己工作没关系的事情不要打听，但有些人还是控制不住自己的好奇心。包括客户，听很多月嫂回来说，宝宝的奶奶或者姥姥对她刨根问底，真的很无奈，又不能不搭理她们。我觉得这方面不管是客户还是月嫂都应该注意，跟自己没关系的事情就尽量不要去打听，问得太多只会招人烦。

总之，就是客户和月嫂一起相处是要互相理解、互相包容，遇到问题时多沟通，只要做到这几点，大家就一定会相处融洽。

常言说："以心换心。"只要你把月嫂当家人，月嫂自然也会把产妇和宝宝当作亲人。

在这里，我祝愿所有的产妇更好、更快地恢复身体，宝宝更健康、更快乐地成长，月嫂们都能工作愉快、天天开心！

2

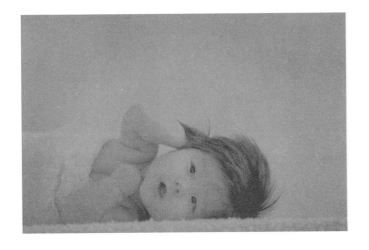

坐月子前的准备

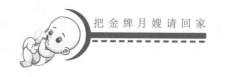

宝宝用品

1.吃

 奶粉1包（母乳没下或母乳不够时食用）

对于新生儿和婴儿来说，母乳是最好的食物。但在宝宝出生前最好备1包配方奶粉，以备母乳没下来或母乳不够时宝宝食用。那么如何选购配方奶粉呢？配方奶粉一般都会按宝宝的不同年龄配制不同的产品，要选择适合新生儿食用的1段奶粉（0～6个月）。另外，无论是进口品牌还是国产品牌，都要选择知名厂家的产品，产品质量相对有保证。产品必须符合世界法典委员会2006年制定的《婴儿配方粉成分的全球标准》，以及我国2012年实施的婴儿配方奶粉的强制技术标准。

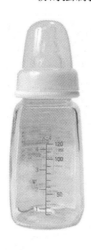

 120毫升奶瓶2个

120毫升的奶瓶适合0～3个月的宝宝使用，配圆孔S号硅胶奶嘴。可以买一大一小，大的喝奶，小的喝水。挑选有防吸空气设计的，这样宝宝不容易吐奶。

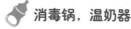 **消毒锅，温奶器**

消毒锅可消毒奶瓶、勺子、碗，还可以消毒玩具、手

绢等用品。最好买有烘干功能的，不会残留水分。温奶器使用率较高。温奶器的温度恒定，不会凉，宝宝喝奶、喝水，以及以后吃辅食都能用到。

 奶瓶清洗剂、奶瓶刷

清洗奶瓶、吸奶器、牙咬胶等。

2.用

 清洁用品

NB号纸尿裤1包，宝宝专用湿纸巾3包（给宝宝擦屁股用），抽纸巾（擦拭溢出的奶水或宝宝的屁股），酒精、棉签（消毒肚脐用）。

纸尿裤的型号分NB、S、M、L、XL，刚出生的宝宝一般用NB，可以先买1~2包。因为咱们也不知道宝宝出生时有多大，如果宝宝一出生时有八九斤，那就直接用S号了，NB号的就小了，所以建议准妈妈先少买点儿NB号的。

 洗浴用品

温湿度计（室内用）、浴盆、浴巾、纯棉小软毛巾、浴液、洗发水、润肤露、爽身粉。

给宝宝洗澡的浴盆各大婴儿用品店、网上均有销售。浴盆上的浴网最好别买，一般都用不上。让月嫂教或自己看一些光盘视频，学会正确给宝宝洗澡的姿势就可以了，非常简单。等宝宝6个月以后能坐住了，洗澡就轻松多了。

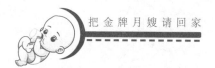

把金牌月嫂请回家

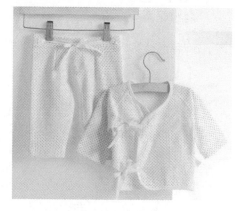

 衣物

衣服（根据季节准备相应厚度的衣裤），帽子（出院时戴），口水巾3条（喂奶时用）。此外，还应准备婴儿专用指甲剪刀。这种剪刀不会对宝宝的手造成伤害。

 婴儿床

选购婴儿床时安全始终应当是放在第一位考虑的因素。婴儿床必须符合严格的安全标准。床四周栅栏的高度一般以高出床垫50厘米为宜。要是太低，等到孩子能抓住栅栏站立时，随时有爬过栅栏掉下来的危险；如果太高，父母抱起或者放下婴儿都十分不便。所以，可以选择栅栏附有活动小门或栅栏可以整体放下的婴儿床，这样抱婴儿或给婴儿换尿布的时候就不必总弯下腰来了，可以避免因长期弯腰而引起腰酸背痛。

床缘栅栏尽量选择圆柱形的，两个栅栏之间的距离不可超过6厘米，以防止宝宝把头从中间伸出来发生危险。有些妈妈喜欢花纹比较复杂、雕饰比较多的婴儿床，事实上，这样的床对孩子是不安全的。因为床栏或床身上凸起的雕饰容易钩住孩子的衣物，孩子竭力挣脱时就有可能碰撞受伤。

婴儿床应该有缓冲围垫，围垫最少要有6个以上的结缚处。将结缚的带子保持最短的长度，以防勒到宝宝。一旦宝宝可以站立便拿掉围垫，因为它们可能成为宝宝爬出床外的"垫脚石"。

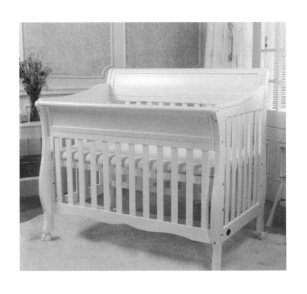

当床垫调到其最高位置时，它与床缘的距离至少要保持在25厘米以上。床垫要与床架紧紧密合。传统的棉制被褥是不错的选择。

婴儿床如果太小，用1年左右就要淘汰，似乎有点儿浪费。但是如果太大，又不能给婴儿提供安全感。婴儿床两边的床沿通常有两个高低调整位置，这些调整控制必须具有防范儿童的固定卡锁功能（儿童无法自己把床沿降下）。有些婴儿床设计了单边调低控制，可以减少意外松开的可能。

婴儿床的所有表面必须涂有防裂的保护层。长牙的宝宝喜欢用嘴巴啃东西，因此床缘的双边横杆必须装上保护套。家长尤应注意栏杆、油漆等材料无毒性，不会有重金属（如铅、钾、镉、铬、汞等）成分。

婴儿床的表面不要贴上贴纸，如果贴纸翘开，孩子很有可能会把它撕下来，塞进口中。而且印有鲜艳图案的贴纸易使孩子烦躁不安，通常暖色调的规律图案会使孩子平静并心情愉悦。有的婴儿床涂有各种颜色，如果涂料中含铅，当婴儿啃咬栏杆时就有发生铅中毒的危险，发生铅中毒会使婴儿出现贫血等问题。

婴儿床最好能配有挂纱帐的设计，这样夏天可以挡住蚊蝇对孩子的侵扰，太阳太大的时候也可以调节光照。

有些婴儿床安装了小轮子，可以自由地推来推去。这种小床必须注意它

是否安有制动装置，有制动装置的小床才安全，同时制动装置要比较牢固，不至于一碰就松。还有的小床可以晃动，有摇篮的作用，这种床也一定要注意它各部位的连接是否紧密可靠。最好不要买只能晃动不能固定的摇篮床，因为婴儿的成长速度很快，睡摇篮的时间毕竟短，更需要的还是一张固定的床。

3.新生儿常用品牌

●奶粉：雅培（新西兰），雀巢、美赞臣（美国），多美滋（荷兰），惠氏（英国），明智（日本）。

●奶瓶、奶嘴：NUK（德国）、贝亲（日本）、布朗博士（美国）、新安怡（英国）、爱得利（中国）。

●温奶器：新安怡、贝亲。

●吸奶器：美德乐（电动）、好女人（电动）、新安怡（手动）。

●洗护用品：贝亲（日本）、艾惟诺（美国）、妙思乐（法国）、康贝（中国）。

●纸尿裤：大王（适合男宝宝）、花王（适合女宝宝）（日本），帮宝适（美国），凯儿得乐（中国），露安适（德国）。

●婴儿床：好孩子、硕士、康贝尔、芙儿优、小龙哈彼等。

妈妈用品

●喝水杯、吸管、餐具（饮食用）。喝水杯最好能准备那种躺着就能喝的，以备刚生产完时使用。

●卫生巾、产垫、一次性内裤（恶露多时用）。一般产后恶露持续20多天，所以最好多买些一次性内裤，用完就扔掉，不用再洗了。一次性内裤要买棉质的，别买无纺布的，这样才穿着舒适、吸汗。另外，还需准备高锰酸钾、一次性医用手套（清洗会阴伤口用）。

●哺乳衫3件（便于哺乳），防溢乳垫，纯棉软小毛巾3条（擦脸及擦乳头用）。

●吸奶器。吸奶器有手动和电动两种，以下品牌比较好：常德乐、好女人、新安怡。

●软毛牙刷。

●帽子、紧腿秋裤、棉袜、护脚后跟儿软底拖鞋。建议新妈妈一定穿袜子，要选袜口较松的袜子，睡觉时也要穿袜子。

●腹带。主要是在前期防止腹部下垂，剖宫产也能起到固定伤口的作用。分纱布和弹力粘贴的两种，建议买弹力的，比较方便。

■ 环境准备

●空气清新，无刺激气味，相对安静，可放柔和的音乐。

●室内温度要适宜，冬季22℃～25℃，夏季26℃左右，湿度55%左右。有空调的家庭可用空调温湿度器调节（空调叶片朝上，也可用布包上）。

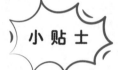

在酷热的夏天坐月子，对刚生产完的新妈妈来说确实不太好过。因为在产褥期产妇很容易出汗，如果室内温度过高，又坚持不开空调降温，体内的热量无法排出，很容易造成产妇产褥期中暑，宝宝也容易起湿疹。所以，开空调对新妈妈和宝宝都是有益的。开空调时可使用空调专用挡板，这样就感觉不到凉风，冷气也就不会吹到产妇身体里了。也可以打开其他房间的空调，把门打开让凉气进到产妇的房间里降温。

●常开窗户以使室内空气清新，每天1～2次，每次15分钟左右，避免直吹和对流风。开窗时可让产妇和宝宝暂去别的房间。夏天更要保持通风，否则产妇体内的热量无法排泄，容易导致中暑。冬天要适度保暖，避免产妇着凉感冒。

●避免阳光直射，以免光线过强刺激眼睛。

●产妇房间不要养宠物，宠物皮毛里含有细菌和寄生虫。也不要放过多花卉，以免引起花粉过敏。

3

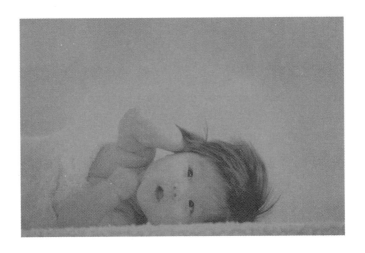

月嫂手把手教你照顾新妈妈

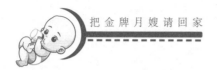

如果您没有找到满意的月嫂，或是出于经济等方面的原因不愿意聘请月嫂，没关系，那就翻开这本书，我愿意把自己十几年的护理经验毫无保留地奉献出来，照着做，您和家人也可以成为金牌月嫂。家人照顾产妇和宝宝虽然辛苦些，但只要方法正确，不失为一种既经济、安全，又增进亲情的好选择。

为什么要坐月子

坐月子是中国女性产后的传统习俗，是产后1个月内的特别休养。在产程中，宝宝通过妈妈的产道来到人间，会给妈妈的身体带来一定程度的损伤，妈妈在待产时经历的阵痛、消耗的巨大体力和精力，会导致身体虚弱、体力下降，需要很好的休养才能复原。

通过坐月子可以祛除原有的疾病。借助坐月子，新妈妈可改善体质，同时调养好原来身体的一些疾病，甚至可将偏差的体质逐渐恢复成正常体质。有些产妇生宝宝前有风湿、神经性头痛，在坐月子的时候休息好、保养好是能有所改善甚至痊愈的。

坐月子期间，通过科学的调理可改善气血、美容养颜。现代女性工作繁忙，压力大，容易造成皮肤暗黄、气色差、色斑等问题，若经过月子里的调养，肌肤会变得比以前更好。在月子里多吃一些滋阴养颜的补汤、水果餐，再加上充足的休息，您会发现自己变得脸色红润、皮肤细腻，像是脱胎换骨一样。

传统坐月子有很多讲究，例如保暖、补血、休息、忌生气等，其中也存在不少完全没有科学依据的误区，如不能见风、不能洗澡洗头、不能刷牙梳头、不能下床活动、每天要吃十几个鸡蛋等，这些都是不可取的。

有人说，西方女性产后第二天就上班或做剧烈运动，如游泳等，我们为什么就不能像她们一样呢？因为东方人和西方人的体质、膳食结构、所处环境都有很大差异，所以我们不能完全模仿西方人的做法。

1.产后身体的变化

从胎儿娩出至产妇全身器官恢复到正常未孕状态的一段时间称为"产褥期"，一般恢复过程需要6～8周。

色素沉淀

这是最明显的皮肤变化。由于体内雌、孕激素的增加，使皮肤色素加深，在颈部、腋下、乳晕、腹部中线等部位，都会出现色素沉淀的现象，包括原有的色素斑加深，如雀斑、晒斑等，或有一些新的斑点出现。

在妊娠期，孕妇下腹正中都会出现一条黑线。为了更好地容纳变大的子宫，肌肉有轻度的分离。不用担心，分娩后这些色素会逐渐褪色和消失的。

黄褐斑是一种特殊形式的色素沉着，为黄褐色，又称"妊娠斑"。黄褐斑通常会在分娩后3个月逐渐消退，有快有慢，不能过急。如果迟迟不退，可采用下列方法：服用维生素C，或多吃含维生素C较多的蔬菜和水果。

大约90%的孕妇都有妊娠纹，它是因为孕激素偏高，使皮肤内蛋白质分解、皮肤承受逐渐增加的拉伸力量引起的。妊娠纹在分娩后一段时间开始变白、萎缩，最后只剩下一点儿不明显的银色条纹。

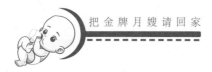

 产后体温、脉搏、呼吸的变化

●体温：正常体温36.5℃～37℃。产后1天内有时稍有上升，一般不会超过38℃，24小时内可降至正常。

●脉搏：产后脉搏多缓慢，60～70次／分钟（正常75次／分钟）。

●呼吸：产后呼吸深、慢，14～16次／分钟（正常16～18次／分钟）。

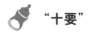 **排卵**

非母乳喂养的妈妈大部分在产后6～8周开始出现月经，纯母乳喂养的妈妈一般产后半年才会来月经，也有1年不来月经的，但产后从40天开始就有卵子排出，所以尽管没有出现月经，也有怀孕的可能性。

2.月子期间"十要""十不要"

"十要"

要做到"三早"（早接触、早吸吮、早开奶）：分娩后半小时就要给宝宝喂奶，通过孩子吸吮乳头可促进乳汁分泌，刺激子宫收缩。早接触也有利于母子感情的培养。

要注意个人卫生：顺产产后1周，剖宫产后10天即可洗头洗澡。在洗澡之前要擦洗，勤换衣服和床单。每天刷牙1～2次，选用软毛牙刷或月子专用一次性牙刷，要用温水，不能太用力。每天用温开水清洗外阴。勤换卫生巾或护垫，保持阴部清洁和干燥。

要保持室内空气清新：母婴室每天要保持1～2次通风换气，通风时要避免对流风，产妇的身体也不能直接对着风口。室温冬天要保持在22℃～25℃，夏天26℃～28℃为宜。

要注意保暖：去客厅或半夜起来给宝宝喂奶时要添加衣服，以免受凉。衣服被汗水浸湿要及时更换。

要睡姿正确：产后若总是仰卧，容易造成子宫后倾，导致产后腰痛、白带增多，而且恶露也不易排出。因此产妇在休息期间要避免长期仰卧位，应侧卧、仰卧轮换交替。

要营养均衡：第一周、第二周饮食要清淡，主要以利水消肿、排出恶露为主，到第三周、第四周再吃滋补的食物。要少食多餐，荤素搭配，多吃水果和蔬菜。

要少吃盐：吃得太咸会使体内水分滞留，影响体形的恢复。但由于产后出汗多，排出盐分也增多，还是需要补充一定量的盐来维持电解质的平衡。

要尽早下床活动：适当运动能促进肠蠕动，防止肠粘连，促进消化吸收，有利于恶露排出体外。但要避免长时间站立、久蹲或做重活儿，以防子宫脱垂。

要坚持母乳喂养：母乳喂养可促进妈妈体形的恢复，新生儿也能从母乳中获得免疫力。

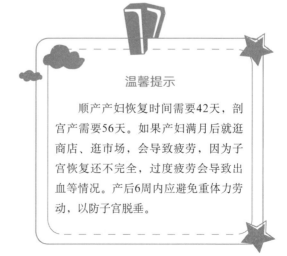

温馨提示

顺产产妇恢复时间需要42天，剖宫产需要56天。如果产妇满月后就逛商店、逛市场，会导致疲劳，因为子宫恢复还不完全，过度疲劳会导致出血等情况。产后6周内应避免重体力劳动，以防子宫脱垂。

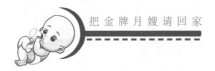

要重视产后42天检查：通过检查可以了解子宫和盆腔的恢复情况，如有异常可及时就医，以免留下后遗症。

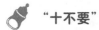 **"十不要"**

前期不要吃大补的食物：如果新妈妈产后就大补高脂肪浓汤，不但影响消化吸收，还会使还不畅通的乳腺管堵塞，引起乳汁淤积、乳房胀痛等。新妈妈营养太丰富，必然使奶水中的脂肪含量增多，使新生儿不能耐受和吸收而引起腹泻。

不要吃刺激性饮品：一些有刺激性的饮品，如浓茶、咖啡、含酒精的饮料等，会影响睡眠及肠胃功能，对宝宝不利。比如产妇在喂奶期间饮茶，茶内的咖啡因可通过乳汁进入宝宝体内，引起宝宝肠痉挛。所以，产妇在哺乳期不要饮用浓茶、咖啡和酒。

不要吃辛辣食物：辛辣温燥食物可使产妇上火，并且还会通过乳汁使宝宝内热加重，引起口腔炎、流口水等毛病。所以，产妇不宜吃辛辣等食物，尤其在产后5～7天之内应禁忌。辛辣食物包括韭菜、蒜、辣椒、茴香、酒等。

不要吃寒凉生冷食物：生冷食物既容易损伤脾胃，影响消化功能，造成腹泻，也容易导致瘀血滞留，从而引起产后腹痛、恶露不下、乳汁不足或无乳，不仅不利于产妇恶露的排出和瘀血的祛除，严重的还会影响宝宝的正常发育，导致宝宝出生后大便不止、授食不进、吐乳、腹胀等。此外，生冷食物还会给产妇的牙齿带来不良影响。

不要久喝红糖水：在产后10天，恶露逐渐减少，子宫收缩也恢复正常，若喝红糖水时间过长，会使恶露血量增多，造成新妈妈继续失血，引起贫血。新妈妈产后喝红糖水的时间应以7～10天为宜。

不要过量吃鸡蛋：有的新妈妈为了加强营养，不仅食用鸡蛋过量，甚至把鸡蛋当成主食来吃。吃鸡蛋并非越多越好，每天吃1～2个足够了。鸡蛋吃多了会增加胃肠负担，容易引起胃病。

不要碰冷水：接触凉水，易使寒气进入身体，所以洗手、洗东西都要用温水。

不要太劳累：尽量不要过多地抱孩子，不能提重物，否则易引起腰酸背痛。

月子里不要常看书报和电视：刚生完宝宝的妈妈，由于分娩所带来的疼痛和疲劳，身体比较虚弱，需要充分的休息和睡眠，再加上产后视网膜会有一定的水肿，所以产后前10天最好不要看书报和电视。另外，眼睛疲劳也会造成视力下降，所以产妇在月子后半期虽然可以看书或看电视，但要注意别看太久，以免眼睛疲劳。此外，长时间坐着对腰也不好，以后容易腰疼。

坐月子不要经常看手机、上网：坐月子是一种舒适的修养期还是一种煎熬？相信很多妈妈感觉坐月子是一种煎熬吧！这也不能做，那也不能做，很是无聊。于是，看手机、上网成为新妈妈打发时间的首选。那要注意什么呢？

坐月子期间，新妈妈只要控制好时间，是可以适当看手机、上网的。随着产妇身体的日渐恢复，除了每天喂养宝宝、合理饮食和休息外，也可以适当

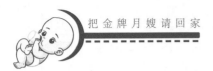
增加一些休闲活动，如听听音乐、做做产后恢复操、看会儿手机、上上网等，这样不但可以放松心情，还能避免产后抑郁症的发生，对乳汁的分泌、身体的恢复都有一定的帮助。月子前10天不要使用电子设备，10天后可以适当使用电子设备，但是每次最好不要超过1小时。

产后第一天护理细节

1.自然分娩的新妈妈

自然分娩体力消耗很大，使产妇的身心极度劳累，所以分娩后的第一件事就是让产妇充分休息。亲朋好友最好满月后再来探望，以免对产妇造成压力，打扰其休息。

根据个人身体情况，一般分娩后1小时即可进食，主要以易消化的流食或半流食为主，比如牛奶、藕粉、蒸鸡蛋羹、小米粥等。如果胃肠消化情况较好，从第二餐便可开始用普通饮食，但注意要将汤内浮油去除，以免乳汁内脂肪含量过高，引起宝宝腹泻。

没有侧切的产妇一般产后6~12小时即可下床活动，侧切的产妇一般产后6~7小时可以坐起，12小时后可到厕所大小便，24小时后可下床活动。

产后第一天有一件非常重要的事就是一定要争取在产后8小时内自然排尿，这样可以免除导尿的麻烦。一般情况下，顺产产妇在产后4~6小时就可以自己排尿了，如果排不出尿可拧开水龙头，听"哗哗"的流水声，以刺激膀胱产生条件反射，排出尿液。若仍然排不出，可用手按摩耻骨上膨胀的膀胱，或用热水袋热敷，或用温水冲洗尿道口周围，以刺激膀胱收缩排尿。如果采取以上方法效果不佳，应及时告诉医生，以免膀胱过度膨胀，引起泌尿系统感染。

排尿困难主要是分娩时胎儿的头部压迫膀胱及盆腔神经，使膀胱黏膜充血水肿、肌肉收缩能力差，加上外阴创伤、产妇害怕疼痛不敢用力而引起的。

如果产后8小时仍未排尿医生通常会进行导尿。严格进行消毒导尿，必要时留置导尿管，每隔3～4小时排1次尿，1～2天后拔除导尿管，一般就能恢复排尿功能了。

一定要保持局部的清洁卫生，卫生巾及内衣裤要勤换洗，洗后在阳光下暴晒或用开水烫，以达到杀菌消毒的目的。每天用高锰酸钾水（颜色以粉红色为宜）冲洗外阴部2～3次，大便后也要冲洗1次。会阴部肿胀者可用50%硫酸镁湿热敷。

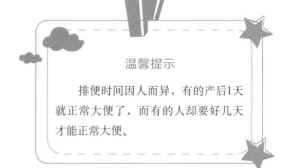

温馨提示

排便时间因人而异，有的产后1天就正常大便了，而有的人却要好几天才能正常大便。

阴部清洗方法：开水放凉，倒在矿泉水瓶子里，瓶盖扎眼，里面加一点点高锰酸钾，冲洗水以粉红色为宜。不宜用淋浴器的水，也不能加凉水。大便后冲洗外阴部要从前往后冲洗，以免肛门的细菌带到会阴伤口和阴道内。

侧切的产妇应尽量向伤口的对侧卧，以避免恶露流向伤口，增加感染的

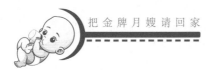
机会。喂奶时可在两腿之间垫上一个枕头或小褥子，以减轻对伤口的压迫。用坐便，不要蹲便，大便时间不要太长。如果大便排不出来可多喝水或多吃些水果。注意饮食的搭配，防止便秘。便秘时不要屏气用力，可用开塞露帮助通便。

如果没有感染的情况，侧切伤口3～5天就能痊愈，一般5～7天即可淋浴，但每次淋浴时间不可太久，水温不宜太热，不宜空腹时淋浴。

拆线后内部愈合尚不牢固，不宜多走动和做剧烈运动，尽量避免下蹲和大便时屏气用力，以免伤口裂开。如果伤口撕裂开线，每天用高锰酸钾水坐浴2次或2次以上，然后电疗。可在家中用台灯进行局部理疗（一般15分钟即可），但要注意不要烫伤。大小便后要及时冲洗，以保证伤口清洁、无感染情况。

用软毛刷刷牙，不能用力，也可买一次性软毛牙刷。

2.剖宫产的新妈妈

术后6小时需要平卧，不能枕枕头，以防颅压降低引起头痛。6小时后可枕枕头，采用侧卧位休息，也可把床摇起来，使头部抬高，角度为30°～40°。

术后6小时内需禁食、禁水，如嘴唇太干，可用棉签蘸水擦拭。

家人可帮助产妇按摩（捏揉）腿脚，以促进血液循环，防止发生血栓。

术后6小时内不能翻身，可把胳膊抬起，把枕头放在腋下让新生儿吃奶。

剖宫产的新妈妈产后第一天遇到的一个大问题就是排气。麻醉药和镇痛泵会抑制肠蠕动，引起不同程度的胀气。因此，手术6小时后要多做翻身动作，使肠道内的气体排出，防止肠粘连。产妇术后频繁讲话也会因吸入大量气体而加重腹胀，所以要劝产妇闭目养神，少说话。

通常术后24～48小时肠道功能才能逐渐恢复，48小时内排气都属正常，如48小时还没排气，要告知医生。

剖宫产的新妈妈身体恢复较慢，产后24小时才可下床活动。剖宫产的新妈妈很容易发生恶露不易排出的情况，多翻身会促使恶露排出，避免恶露淤积在子宫腔内引起感染而影响子宫

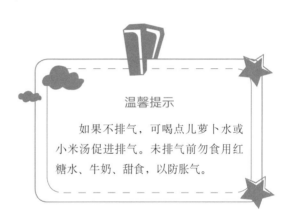

温馨提示

如果不排气，可喝点儿萝卜水或小米汤促进排气。未排气前勿食用红糖水、牛奶、甜食，以防胀气。

复位。术后24小时拔掉导尿管后，只要体力允许，应尽早下床活动，以促进肠蠕动、防止肠粘连，利于早排气，促进恶露排出，减少便秘。产妇第一次起床，应由照料人员搀扶着慢慢起来，先在床沿坐一会儿看看是否头晕，如头晕就躺下，喝点儿水，一会儿再起来。产妇第一次下床时应扶着床沿慢慢走动，回床上时腿挨着床沿，尽量往里多坐一点儿，双腿同时上抬。

术后24～48小时，麻醉药物的影响逐渐消失，膀胱恢复排尿功能。拔掉导尿管后，只要一有尿意就要努力排尿，以降低导尿管在体内保留时间过长，引起尿路感染的危险性。如果尿不出来，可用40℃温水冲洗，刺激外阴部，方

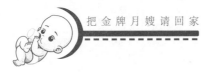
法同自然分娩。

剖宫产手术伤口如果没有特殊反应（红肿、热痛）可以不必处理，如果腹部伤口有轻度红肿或发痒，可用75%的酒精每天涂擦2～3次；如果伤口红肿、热痛明显，应及时告知医生。剖宫产伤口一般5～7天即可良好愈合。

建议剖宫产的新妈妈使用腹带固定伤口。使用腹带可避免活动时的拉扯，减轻疼痛，也有利于伤口的愈合，勤绑腹带可防止内脏下垂并收缩腹部。手术后第一天即可使用，尤其第一次下床活动前，最好使用腹带固定伤口。晚上睡觉时可取下，让身体放松。

腹带应由下往上、由紧至松地缠绕，从耻骨绑至肚脐，共绑12圈。前7圈重叠缠绕，每绕1圈在其中间斜折1次，后5圈每圈往上绑2厘米，螺旋式往上绑，最后盖过肚脐，用安全别针固定，并将带头塞入。

腹带的使用要因人而异。正常分娩的新妈妈产后应加强锻炼，经常做一些运动及产后操，不宜长期依赖收腹带。长期使用腹带会导致血脉不畅，从而引发下肢静脉曲张、腰肌劳损等。另外，产后束腰太紧还会造成腹压增高，使生殖器官韧带的支撑力下降，从而引起子宫脱垂并易诱发盆腔炎、附件炎等妇科疾病。

3.不可忽视的乳房护理

顺产18小时、剖宫产24小时就要做乳房护理（开奶）。因为产后如果乳房很紧绷，宝宝就没法吃奶，这时应按摩一下乳房。按摩乳房提前疏通乳腺管，预防产奶时乳房胀痛，并能促进提前泌乳。

●洗净双手，用指腹检查乳房是否有硬结或乳腺增生，要区别是乳房硬块还是乳腺增生。

●用温热的毛巾擦拭、清理乳头，检查乳头处有无残留物堵塞。如有干痂等不好清理的脏物，可在乳头上抹点儿香油，用保鲜膜盖上，外面盖上热毛巾捂一会儿，直至干痂变软再慢慢清理干净。

●用温热的毛巾敷整个乳房3～5分钟。浸泡毛巾的水温度不能过高，以40℃左右为宜。产后3天可用稍热一点的毛巾热敷。

●一手托住乳房、一手指腹呈螺旋状按摩乳房，由轻到重，一边按揉一边移动手掌。按摩时应顺着乳腺管的方向，即从乳房的根部向着乳头的方向。要注意力度，如按摩手法过重，易损伤乳腺管。

●用手掌大鱼际在乳晕及四周做1圈环形揉法。

●将拇指和食指放在乳晕周边，不断变换位置轻轻做挤奶动作。

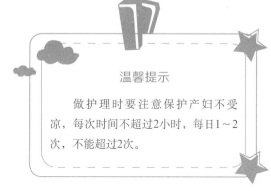

温馨提示

做护理时要注意保护产妇不受凉，每次时间不超过2小时，每日1～2次，不能超过2次。

产后三四天，有些产妇因乳房血管、淋巴管极度充盈会有发热症状，称为"泌乳热"，一般持续4～16小时后体温降至正常。这期间乳房会明显发胀变硬，甚至疼痛，这是泌乳的前兆。如果没能及时做乳腺管疏通，乳房有些部位就会形成硬结，但这不是乳腺炎。此时可先用温热毛巾敷2～3分钟，

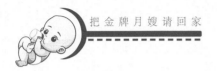

然后避开硬结，从乳房根部向乳头方向轻揉乳腺管，将乳汁挤出，一般疼痛就会消失。

母乳喂养的具体方法

1.早接触、早吸吮、早开奶

母乳是宝宝最好的食物，母乳喂养是最好的喂养方式。母乳中有多种免疫物质，能提高宝宝的免疫力，减少疾病的发生。母乳新鲜卫生，浓度和温度适中，易消化吸收。通过宝宝的吸吮及乳汁的分泌，能促进妈妈的子宫收缩，消耗妈妈的多余脂肪，使新妈妈尽快恢复体形，还可减少妈妈乳腺癌、卵巢癌的发生率。母乳喂养还有利于母婴之间的情感交流。

要想母乳喂养成功，一定要做到"三早"，即早接触、早吸吮、早开奶。医生建议产后半小时就应该让新生儿与妈妈接触并吸吮乳房，其后每隔2～3小时吸吮1次，以刺激乳汁分泌。自然分娩的宝宝一娩出医生就会将其放在妈妈的身上，让母子进行身体接触，有的宝宝甚至会主动去寻找妈妈的乳头。

2.喂奶的正确顺序

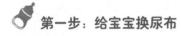 第一步：给宝宝换尿布

喂奶前要先给宝宝换尿布，以免哺乳后换尿布翻动宝宝身体引起溢奶。

🍼 第二步：清洁妈妈的乳头

都说"病从口入"，妈妈一定要注意乳头的清洁卫生。要准备一块纯棉的小毛巾，专门用来清洗乳房。每次喂宝宝前用温开水洗净毛巾，然后用毛巾轻轻擦拭乳房，特别是乳晕和乳头部位。清洁乳头时动作要轻柔，不要太用力，以免擦破乳头。另外，清洁乳房时不要用肥皂，温开水即可。专用小毛巾每天要及时消毒（用开水烫）。

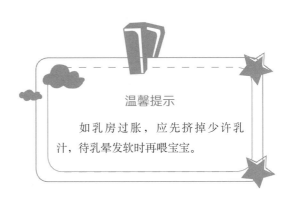

温馨提示

如乳房过胀，应先挤掉少许乳汁，待乳晕发软时再喂宝宝。

🍼 第三步：找到妈妈和宝宝都感觉舒服的姿势

妈妈胳膊下垫一个枕头，这种体位可使妈妈哺乳方便，感到舒适。吃奶时让孩子呈半卧位（头高脚低）躺在妈妈的肘窝上，妈妈用前臂、手掌及手指托住宝宝，使宝宝头部与身体保持一条线，同时另一只手呈"C"字形托起乳房（如奶水过急，可用中指、食指呈剪刀状夹住乳房）。

建议妈妈尽量不要躺着喂宝宝，因躺着喂妈妈容易犯困，尤其是晚上，妈妈的乳房容易堵住孩子的口鼻使其窒息。而且咽喉是食道、耳道、气管的"三岔路口"，喂奶时如果不注意耳朵高于咽喉，一旦奶水流入耳内易得中耳炎。如果实在疲惫可以躺下喂宝宝，但必须有月嫂或家人在一旁照看，看着宝宝吃完奶就将宝宝抱走，这样才安全。

 第四步：帮助宝宝正确含接乳头

给新生儿喂奶时，先用乳头刺激宝宝口唇，等宝宝张大嘴时妈妈迅速将乳头及大部分乳晕送入宝宝口中。正确的吸吮方式是含住乳晕的2/3，只有这样才能吸出乳汁。如果让宝宝只含着一点儿乳头，不但吸不出乳汁，而且还容易造成乳头皲裂。

 第五步：两侧乳房轮流哺乳

经常有人用"吃奶的劲儿都用上了"这句话来形容卖力，可见宝宝吃奶时是多么用力。刚刚开奶的妈妈奶量不多，乳头娇嫩，所以很容易被"贪得无厌"的宝宝吸破乳头。因此，吸吮时间不宜过长，以一侧不超过20分钟为宜。

喂奶时要不断刺激宝宝吸吮。宝宝刚出生时吸吮能力都比较弱，往往吃上几口就睡着了。当感觉到宝宝停止吸吮时，就轻轻动一下乳头，宝宝就会继续吸吮了。必要时还可以轻轻捏宝宝的小耳朵或挠挠小脚心，给他一些刺激，延长其兴奋时间，尽量让宝宝多吸吮一些乳汁。只有在宝宝吃饱后才能让他睡觉，这是在培养宝宝养成良好的喂养习惯。

每次哺乳应吸空一侧再吸另一侧，下次哺乳从未吸空的一侧开始，这样两侧乳房就能得到同等程度的吸吮刺激。有的宝宝可能只吸空妈妈的一侧乳房就吃饱了，可把宝宝没吸完的一侧用吸奶器吸空，不要让乳汁在乳房中积存。因为宝宝吸吮得越多，妈妈的乳汁就分泌得越多。总吸吮一侧乳房会使另一侧乳房乳汁分泌减少，还会造成乳房一大一小，因此应让宝宝两侧乳房轮换着吃。

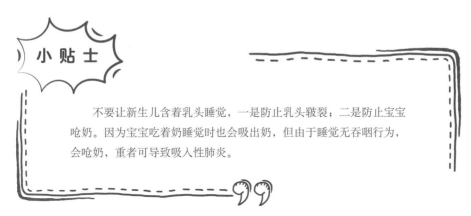

 第六步：退奶

退奶时，用一只手按住宝宝下颚，待宝宝的嘴松开后再退出乳头。可挤出一滴乳汁涂在乳头周围并晾干，如果能靠近窗户让阳光照射一下乳房就更好了。因为乳汁具有抑菌作用，此法可以在乳头上形成保护膜，预防乳头皲裂。如已有乳头皲裂，此方法可促进皲裂愈合。

第七步：拍嗝并使宝宝处于正确的体位

吃完奶后将宝宝竖着抱起，让宝宝的头趴在大人的胸前或肩上，大人一只手抱着宝宝，另一只手握成空掌状，从下向上拍宝宝的后背，直至宝宝打出嗝来（为的是将吃进去的气体通过打嗝排出），然后再让孩子躺下。喂奶后必须让宝宝呈右侧卧位，防止乳汁吸入引起呛奶甚至引发肺炎。

3.按需哺乳

母乳喂养可以不定时、不定量，按需哺乳。因为妈妈每次分泌的乳汁量

并不一样，每次宝宝所吸入的乳量也不一样。对妈妈来说，有的分泌得少，有的分泌得多；对宝宝来说，有的能吃，有的吃得少。因此，宝宝因饥饿而哭闹的时间也不相同，有时2小时，有时3小时，这都属于正常现象。

4.初乳十分珍贵

从泌乳开始，7天内分泌的乳汁都是初乳。初乳含有丰富的蛋白质及免疫活性物质，对各种细菌、病毒具有抵抗作用。初乳还可帮助新生儿清理肠道和和胎便，还有退黄疸的作用。泌乳不好的妈妈，以后需要给宝宝加配方奶或完全用配方奶喂养，但都有初乳，所以，新妈妈应尽量坚持纯母乳喂养1周。

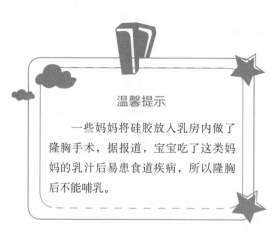

温馨提示

一些妈妈将硅胶放入乳房内做了隆胸手术，据报道，宝宝吃了这类妈妈的乳汁后易患食道疾病，所以隆胸后不能哺乳。

母乳中含有丰富的钙质，有利于宝宝骨骼发育。纯母乳喂养6个月左右，妈妈骨钙含量可下降5%，所以妈妈应补充钙剂。

5.如何判断母乳是否充足

●喂奶时能听到宝宝的吞咽声。

●喂完奶后能使宝宝安静睡眠1.5小时以上。

●宝宝体重每周增长150克以上。

●每日大便2～6次，小便10次左右。

如果宝宝能达到以上标准，说明母乳充足；如果不能达到以上标准，应考虑添加配方奶。

6.影响乳汁分泌的原因

乳房是由脂肪和腺体组织组成的，只有腺体组织有泌乳的作用，因此泌乳多少与乳房的大小没有直接关系。乳房体积再大，如果具有乳汁分泌功能的腺体很少，乳汁自然不会很多。相反，乳房体积虽小，但腺体组织很多，就能分泌出足够的乳汁。

据统计，剖宫产者缺乳发生率高达70%～80%。如患有严重的贫血、分娩时失血过多、伤口疼痛都会导致自身营养严重缺乏，影响乳汁分泌。睡眠不足也会影响乳汁分泌，因此新妈妈要多注意休息，休息不好乳汁就会减少。

7.促进乳汁分泌的方法

促进乳汁分泌最好的方法是让宝宝用力吸吮。因为催乳素的分泌受下丘脑的控制，吸吮乳头的动作会刺激下丘脑，促进催乳素的分泌。宝宝吸吮能力很弱时（如早产儿）可让别的孩子或新爸爸吸吮刺激乳房，这也是促进乳汁分泌的方法之一。

保证充足的睡眠：睡眠不足也是影响乳汁分泌的重要因素。产妇刚生产完一般身体都比较虚弱，只有休息好身体才能尽快恢复，营养才能吸收，只有身体好了才能分泌更多的乳汁。

满足营养需要：自古就有"以汤水换奶水"的说法，多喝一些能促进乳

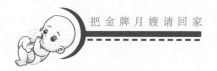

汁分泌的汤类及菜品，如公鸡汤、鲫鱼汤、猪蹄汤、丝瓜炒鸡蛋、蒸木瓜等，可促进乳汁分泌。

按需哺乳，排空乳房：有的妈妈怕宝宝不够吃，不舍得把剩余的乳汁排空。这种做法是错误的，因为乳房排得越空，分泌的乳汁就越多。

保持良好的心情：分娩后雌性激素、孕激素的迅速下降，会引起新妈妈一些情绪上的变化，希望家人能够理解，多给予一些安慰。

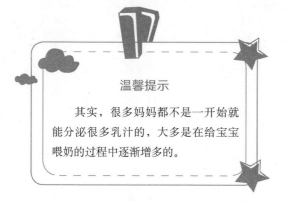

温馨提示

其实，很多妈妈都不是一开始就能分泌很多乳汁的，大多是在给宝宝喂奶的过程中逐渐增多的。

按摩催乳：可通过中医点穴按摩促进乳汁分泌。

乳房异常情况的处理

1.乳头扁平或凹陷的护理

现在先天性扁平乳头或乳头凹陷者很多，如果产前不能及时纠正，产后就会影响新生儿吸吮的效果，以及造成乳头皲裂，甚至哺乳失败。怀孕4~6个月或9个月以后纠正最佳，可以采用以下两种方法：

 手拉牵引（可每天做）

●两手平放在乳头两侧，上下左右轻轻揉动乳头，可连续多做几次。

● 两手指放在乳头左右两侧，慢慢地向外拉开；然后放在乳头上下两侧向外拉开，重复几次。换另一侧乳头，重复以上动作。

● 捏住乳头向外牵拉。

 吸引疗法

怀孕后每天用吸奶器多次吸引乳头，利用其负压促使乳头膨出。也可让新爸爸用吸吮的方式把乳头吸出来。

如果产前没能及时纠正，产后也同样可以使用以上两种方法纠正。喂奶前先热敷乳房3～5分钟，然后同时按摩，做十字操或捻转乳头。给宝宝哺乳时，先让其吸平坦的乳头，此时吸引力大，易把乳头吸出。

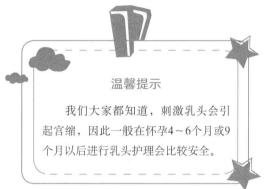

温馨提示

我们大家都知道，刺激乳头会引起宫缩，因此一般在怀孕4～6个月或9个月以后进行乳头护理会比较安全。

乳头凹陷吸吮困难，多数都是在宝宝嘴很小、不能吸住乳晕的时期，宝宝逐渐长大嘴变大时，即使乳头内陷，宝宝也会吸住周围的乳晕，所以不影响喂奶。如果宝宝确实不能吸住乳头，可用乳盾（乳头保护器）或用电动吸奶器，也可让新爸爸吸吮，把乳头吸出来（但家人吸完后一定要清洗干净乳头再喂宝宝）。

2.乳头皲裂的护理

乳头皲裂的主要原因是宝宝吸吮乳房的姿势不正确，没把大部分乳晕含

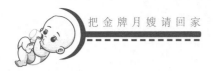
入口中。乳头出现放射状小裂口时，应根据乳头疼痛与裂伤程度，选择不同的方式护理。

喂奶时先喂受伤轻的一侧，再喂另一侧。哺乳结束时等宝宝放松乳头再抽出，挤出一滴乳汁涂在乳头上，暂时暴露乳头，使乳汁干燥，有修复表皮功能。

如乳房疼痛剧烈，可用乳盾协助哺乳，也可用吸奶器吸出乳汁，用奶瓶喂养宝宝。如没有以上辅助工具，就将乳汁挤出来，等伤口好了再喂宝宝。

如果乳头已皲裂，就增加了细菌侵入的机会。注意观察新生儿有无口腔炎症（如鹅口疮），如有应为新生儿尽早治疗，以免宝宝口腔细菌通过乳头皲裂处进入产妇体内，引起乳腺炎。

要控制每次喂奶的时间，最好不超过20分钟。因为宝宝口腔中也是有细菌的，如果皲裂的乳头长时间浸泡在宝宝嘴巴里，细菌可通过破损的皮肤导致乳房感染。

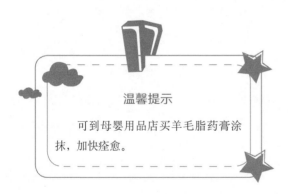

温馨提示

可到母婴用品店买羊毛脂药膏涂抹，加快痊愈。

3.乳头湿疹的护理

漏奶、衣物潮湿等原因会引起新妈妈乳头湿疹。乳头湿疹不易根治，可反复发生，长期不愈，并有恶变的可能。所以一定要勤换乳垫，保持乳头干燥卫生。一旦患病要在医生指导下及时治疗。患湿疹期间最好不要给孩子喂奶。

4.乳汁淤积的护理

乳汁淤积是因乳汁分泌过多却没有及时排空，或在乳腺管还不畅通时就大补引起的。症状为乳房出现硬块，胀痛，皮肤不热或者微热。常发生在产后3～7天，如不及时处理，容易发生急性乳腺炎。及时按摩疏通能很快缓解。

 乳腺管堵塞的原因

乳腺管堵塞一部分是先天发育缺陷，管腔细、屈曲导致乳汁排出不畅，有少数是刚出生时被老人挤乳头造成损伤、发生粘连造成的。乳腺管阻塞平时没什么症状，只是在产后排乳不畅导致乳汁淤积。

 按摩疏通的方法

产后乳胀会导致剧痛，即中医讲的"痛者不通、通者不痛"。按摩能理气活血、疏通经络，利用按摩可缓解甚至消除疼痛。

按摩方法和步骤：

●从头部开始，从神庭穴按至百会穴，再到风池穴。

神庭穴位于头前部发际正中直上0.5寸左右，感觉有个凹下去的地方。

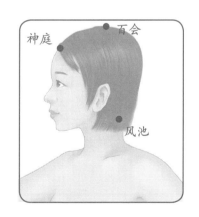

百会穴在头顶正中线与两耳尖连线的交点处。风池穴位于颈部，枕骨之下、胸锁乳突肌与斜方肌上端之间的凹陷处，与风府穴相平。

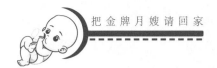
●双手五指散开，从两侧按摩头皮，反复做几次。

●拿捏肩井穴2分钟（使全身放松）。肩井穴在大椎穴与肩峰连线中点，肩部最高处，乳头正上方与肩线交接处。

●用热毛巾敷乳房3～5分钟。

●一只手托起乳房，用另一只手的指腹在乳晕处以轻柔的手法按揉，以引起排乳反射。

●捏挤乳头，排出乳汁。

●乳房上涂上麻油，一只手托起乳房，另一只手五指散开，从乳房基底部向乳头方向轻轻梳理。

●用两指或三指顺着乳腺管的方向揉按乳房，从乳腺至乳头，边按压边挤乳汁，直至肿块消失，淤乳排出。

●用干净毛巾把乳房清洗干净。

 乳房硬块的护理

乳房硬块可发生于产后哺乳的任何时期，一般在产后3～4周出现得最多。如果乳房内的部分腺管不通，就会造成乳汁淤积，使乳房出现硬块。形成的硬块往往在触碰时有疼痛感，如不及时处理易形成脓肿，引起乳腺炎。

正确的处理方法：

●可以用热毛巾热敷，促进吸收。

●在宝宝吸吮时轻轻按摩硬块，并向乳头方向挤压奶水让宝宝吸吮，促进硬块消失。

●按摩手法同"乳汁淤积的护理"。

●也可把木头梳子用微波炉加热，然后一遍一遍地梳理乳房的硬块。

●用煮熟的热鸡蛋在硬块处滚压也可使硬块变软、消失。

5.乳腺炎的预防及治疗

 急性乳腺炎的主要症状

乳腺炎分为淤积性乳腺炎和化脓性乳腺炎。淤积性乳腺炎多因新妈妈缺乏哺乳经验，使乳汁淤积，又没及时排空所致。这类乳腺炎双乳会有不同程度的胀痛，体温会升高到37℃～38℃，乳房胀满，表面微红（充血），有压痛，但经吸出乳汁后症状多数能消失，故一般不认为是真正的乳腺炎。化脓性乳腺炎多因细菌通过破裂的乳头感染所致。一旦细菌侵入乳腺管后，会在短期内形成脓肿，即形成各种类型的化脓性乳腺炎。

乳腺炎发病急，患者会感到乳房胀痛，局部出现硬块，随着病情的发展，不仅会疼痛，还可能出现体温一下子升高38℃以上的情况，乳房皮肤会发红、发热，患侧淋巴结肿大、变硬，有触痛感等。

乳房疼痛时，首先要鉴别一下是乳汁淤积还是化脓性乳腺炎。乳汁积聚过多时，一般体温不会高于38℃。可在肿胀乳房的一侧腋下触摸一下，触不到活动的淋巴结，乳房的皮肤也不会变红，这种情况可通过按摩和热敷把乳汁挤出来就好了。积奶过多出现乳房硬块的乳房，只要多让宝宝吸吮，就会自然好转。如果配上按摩更好，按摩能把硬块揉开。

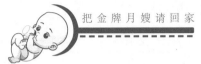

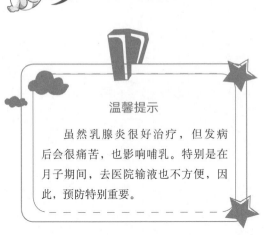

化脓性乳腺炎，在一般情况下只有一侧乳房会出现发炎症状，乳房皮肤发红、发热，患侧淋巴结肿大、变硬，乳房疼得不能碰，高热不退。这时要及时去医院治疗，一般输3天液就能好。输液期间不要给宝宝喂奶，等输完最后一次液12小时以后再给宝宝喂奶。

 治疗方法

物理疗法可用于乳腺炎的早期治疗，以促使炎症消退。

●乳凝胶

乳凝胶有各种品牌，一般1盒2个。它的好处是不会像毛巾那样弄湿衣服，使用方便，微波炉加热或冰箱冷藏后放进内衣就行，冷敷、热敷都可以。

冷敷能使乳房局部温度下降，具有镇痛、消肿、抑制炎症扩散、减少乳汁分泌的作用。两次喂奶之间冷敷可抑制乳汁分泌，预防乳汁淤积。一般在发病后24小时内冷敷，将乳凝胶置于硬结处3～4小时。若感觉局部麻木不舒服，也可以少敷一会儿。在冷敷的同时要多饮水，使乳汁变稀，利于乳汁的排出。如果发病后24小时内用冷敷还没能控制住，应及时就医。

冷敷的操作方法：可将乳凝胶放进冰箱冷藏室30分钟，或者冷冻室15分钟，然后拿出来敷在有肿块的地方，温度上升后可根据需要再次冷藏。

喂奶前热敷可使硬块变软，帮助加快母乳流出，但热敷容易促进脓肿形成，加重乳腺炎。热敷的操作方法：用微波炉将乳凝胶加热15秒，也可以放入50℃～60℃的热水中泡8分钟左右，拿出来擦干即可使用。将乳凝胶敷在有肿块的地方，温度下降后可根据需要再加热10秒。

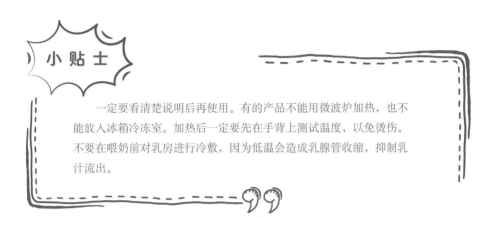

小贴士

一定要看清楚说明后再使用。有的产品不能用微波炉加热，也不能放入冰箱冷冻室。加热后一定要先在手背上测试温度，以免烫伤。不要在喂奶前对乳房进行冷敷，因为低温会造成乳腺管收缩，抑制乳汁流出。

●按摩

可结合曾介绍的缓解乳汁淤积的手法灵活运用，将淤积的乳汁排空。如果乳房硬结偏大、发红、发热，就用蒲公英、如意金黄散等先外敷，再按摩排空乳汁。

蒲公英的使用方法：新鲜蒲公英打碎或到药店买干蒲公英，让药店打成粉，加2根葱白切碎，加2勺白糖、1个鸡蛋清，放入容器里搅拌均匀，然后敷在乳房

温馨提示

也可将仙人掌、土豆捣碎敷在乳房上，有消炎的效果。症状轻者可做外敷，还可继续母乳喂养；症状重者，如高热、乳房变形就要到医院就诊。

上，用保鲜膜盖上，2小时后清洗干净即可。也可到药店买蒲公英颗粒，或用

干蒲公英煮水喝，1天2次。

如意金黄散的用法：将蜂蜜水或食用醋和1包如意金黄散一起倒入容器，和成面膜状，敷在有肿块的地方，用保鲜膜盖上，然后用热水袋垫着毛巾敷1小时，敷完就可以给宝宝喂奶了。

小偏方：将干丝瓜去皮、去子，两头切掉，然后煮水，每日当茶饮用，同时用煎液外洗乳房。

 乳腺炎的预防

乳腺炎是哺乳期最常见的疾病，以下是预防乳腺炎的6个注意事项。

●哺乳前清洁乳房，以免细菌感染引起乳腺炎。

●及时排空乳房。哺乳时要先让宝宝吸空一侧再喂另一侧，两侧交替，轮流喂奶。孩子吃不了就吸出来，及时排空乳房，养成良好的哺乳习惯。特别是夜里，宝宝吃奶间隔时间长，如果妈妈感觉乳房特别胀，就一定要把奶及时吸出来。

●不要过多食用大补的汤类，如鸡汤、鱼汤、鸽子汤、排骨汤、乌鸡汤、猪蹄汤等，不宜食用过多。

●避免乳头皲裂，因为乳头皲裂会使细菌通过皲裂的乳头侵入乳房，引起感染，造成乳腺炎。产妇应穿纯棉的宽松内衣和胸罩，不宜使用化纤制品，因纤维球可能会顺着乳腺开口处进入体内。

●不要长时间压迫乳房，睡觉时要仰卧。不要穿过紧的内衣和胸罩，压迫乳房不利于乳汁疏通。有很多产妇都是因为睡觉时不注意挤压到乳房而引起乳腺炎的。

●有硬块时要及时揉开（最好先热敷再揉）。有的产妇分娩后的前两天乳房一直软软的，到了第三天或第四天一下子就胀得特别厉害，而且会有很多硬块，有时乳房局部皮肤还会发红，整个乳房感觉热辣辣的。用吸奶器一般还吸不出来，孩子吸着也费劲（因乳腺管没通），产妇会感觉非常疼。遇到这种情况不要着急，首先要做的是尽量让孩子多吸吮（一定不要先给宝宝添加奶粉），然后用温热毛巾（水温不能太热）热敷，敷完后由轻到重地揉按，把奶水挤出来（每天早晚各1次）。一般第二天疼痛就会减轻，第三天基本上就不疼了。乳腺完全通畅需要1周左右。

一学就会的催乳按摩法

1.催乳按摩的作用

疏通乳腺管，增加乳汁分泌，预防乳腺增生。大部分初产妇的乳腺管都或多或少地存在着不通畅的情况，乳腺管不通会导致乳房肿胀，如不及时解决就会感染细菌、导致乳腺炎，通过按摩疏通即可解决此问题。

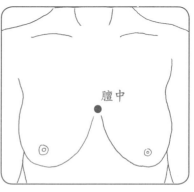

2.按摩的主要穴位及功效

主要穴位：膻中、乳中、乳根、膺窗、天池、神封、云门、中府、曲池、合谷、少

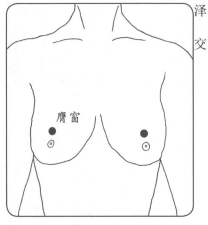

泽、肩井、脾俞、肝俞、肾俞、足三里、三阴交、太冲、行间。

膻中穴：位于两乳头连线的中间。

功效：主治乳汁过少、急性乳腺炎等。

乳中穴：位于乳房中央。

功效：刺激泌乳。

乳根穴：位于乳头直下，乳房的根部。

功效：刺激泌乳。

膺窗穴：位于第三肋骨隙中（乳头直上1.5寸左右）。

功效：主治胸满、乳腺炎等。

天池穴：位于乳头外1寸。

功效：主治乳腺炎、乳汁不足。

神封穴：位于乳头内1寸。

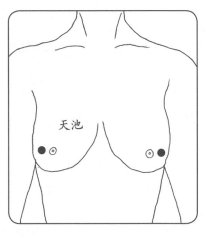

功效：主治胸满、乳汁不足等。

云门穴：位于锁骨最外面下凹陷处。

功效：主治咳嗽、哮喘、咽喉炎等。

中府穴：位于胸前壁的外上方，前正中线旁开6寸，平第一肋间隙处。

功效：主治咳嗽、哮喘、咽喉炎等。

曲池穴：寻找穴位时要屈肘，横纹尽处凹陷

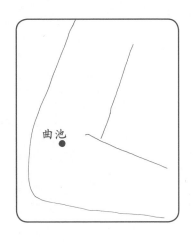

处即为本穴。

功效：主治咽喉肿痛、肩肘关节疼痛、手臂肿痛、腹痛、吐、泻、高血压、贫血等。

合谷穴：位于手背虎口处，第一、二手掌骨间陷中。

功效：缓解疼痛，对牙痛、咽痛、头痛、腹痛有较好的镇痛效果，还能治疗感冒、头昏、困倦、耳鸣、耳聋、神经衰弱等症。

少泽穴：位于小拇指指甲外0.1寸处。

功效：主治乳腺炎、缺乳、头痛。

肩井穴：位于后肩骨中间。

功效：主治乳腺炎、乳少、肩背痛等。

肝俞穴：位于后背第九胸椎棘突下旁开1.5寸。

功效：主治胃肠病、胸痛腹痛、疏肝理气、行气止痛、失眠等。

脾俞穴：位于后背第十一胸椎棘突下旁开1.5寸。

功效：主治胃炎、胃下垂、失眠、食欲差、呕吐、腹胀。

肾俞穴：位于第二腰椎与第三腰椎棘突之间。

功效：主治肾炎、腰疼、月经不调、脱发、贫血等。

足三里穴：位于外膝眼下3寸，胫骨外侧约1横指处。

功效：主治胃炎、消化不良、贫血。

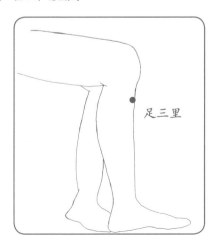

足三里

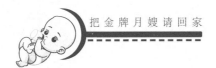

三阴交穴：足三阴经（足太阴脾经、足少阴肾经、足厥阴肝经）交会穴，因为三条经络同时经过此穴位，所以名为"三阴交"。位于小腿内侧，脚踝骨的最高点往上3寸处。

功效：可健脾益血、调肝补肾，可治消化不良。另外还有安神、促进睡眠的功效。

这个穴位摸的时候一般会有一点儿胀，按的时候会有痛感。曾有人说：女人常揉三阴交，终生美丽不显老。因为长按三阴交能保养子宫和卵巢、通气血、美容等。

太冲穴：位于足背侧，第一、二跖骨接合部之前凹陷处（稍微靠大脚趾边沿）。

功效：平肝泄热、疏肝养血，可治头痛、头晕、失眠多梦、腹胀腹痛、心绞痛等。

太冲穴是公认的消气穴，如果生气的时候单击自己的太冲穴和行间穴消气效果特别好。

行间穴：位于足背侧，大拇脚趾、二脚趾合缝后方赤白肉分界处凹陷中，稍微靠大拇脚趾边缘。

功效：治疗头痛、头晕。配合太冲穴，气血虚弱者往上推，肝郁气滞者往下推。这两个穴位都是乳房的反射区，配太冲穴、合谷穴、风池穴治肝火上升、头痛、头晕等。

3.主要按摩手法

●梳发：五指微曲，自然散开，一只手托乳房，另一只手梳理。

●揉法：分指揉法、掌揉法两种。指揉法是用双指或三指转圈揉动；掌揉法是用大鱼际或小鱼际对乳房做轻缓的揉动。

●揉按法：用大拇指或食指、中指揉按（用于点穴）。

●捏拿法：用于肩部。

●滚按法：用于后背。

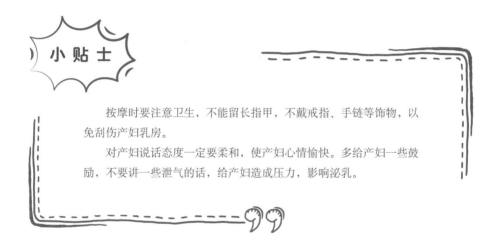

小贴士

按摩时要注意卫生，不能留长指甲，不戴戒指、手链等饰物，以免刮伤产妇乳房。

对产妇说话态度一定要柔和，使产妇心情愉快。多给产妇一些鼓励，不要讲一些泄气的话，给产妇造成压力，影响泌乳。

4.具体按摩步骤

缺乳分气血虚弱型缺乳和肝郁气滞型缺乳。气血虚弱型缺乳多是因为在生产过程中出血太多，或者平时身体就很虚弱，导致乳汁缺少，表现为乳房柔软没有胀感、乳汁清稀、脸色发黄、神疲乏力、心悸气短，腰酸腿软等；肝郁气滞型缺乳多是由于生产后体内的雌、孕激素急剧下降，或者是家庭因素引起

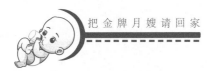
的情绪上的波动造成的，主要表现为乳房硬、有胀感、乳汁浓稠、心情烦躁不安、爱生气等。以上两种类型的缺乳可以用一种按摩手法，但饮食调理是有区别的。

🍼 按摩步骤

❶三指按揉膻中穴1分钟。

❷按揉乳中、乳根、期门、天池、膺窗、神封穴共2分钟。

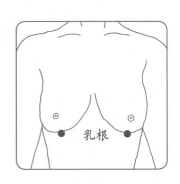

❸捏拿乳头，做吸吮状。

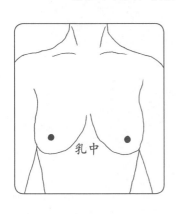

❹用热毛巾热敷乳房5分钟（50℃～70℃热水）。

❺手心涂上麻油，用梳法梳理乳房5分钟。

❻由乳房根部至乳头顺乳腺管方向以指揉法按摩，每根乳腺管都要按摩。按摩5分钟，然后清洗乳房上的麻油。

❼点按云门、中府、曲池、合谷、少泽穴。

❽用同样的方法按摩另一侧。

❾点按足三里、三阴交、太冲、行间穴。

❿让产妇坐起，点按后背肝俞、脾俞、肾俞穴。

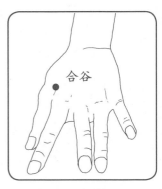

⑪两手搓摩胁肋1分钟（从腋窝往下至腰两侧）。

⑫捏拿肩井，使产妇全身放松。

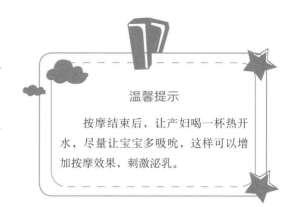

缺乳的饮食调理

1.气血虚弱型缺乳的饮食调理

乳汁是气血生化而来，如果产后失血过多，很容易造成缺乳。可多食用一些补血、补气的食物和中草药，如红枣、红豆、黑米、当归、黄芪、党参等。炖鸡汤或排骨汤时可加些当归、黄芪、党参等中药。

2.肝郁气滞型缺乳的饮食调理

多食用一些疏肝理气的食物及中草药，如红枣、桂圆、莲子、百合、丝瓜、芹菜、莲藕、穿山甲、王不留行、花旗参、冬虫夏草、干贝、柴胡等。

能安神的食物：

● 莲子：可缓解焦躁情绪、清热解毒（便秘者忌服）。

● 桂圆：补气血，安神益智。可改善产后气血不足、体虚乏力。对于健忘、头晕、失眠也有改善功效（阴虚火旺、月经量多者忌服）。

● 百合：具有清火、润肺、安神之功效。

● 红枣：补血安神，活血止痛，与芹菜同煮可降低胆固醇。

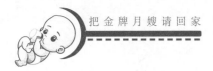

●丝瓜：含多种维生素，具有除烦理气、通经络之功效。

●莲藕：有缓解神经紧张、帮助排便、促进新陈代谢、消除胀气、除烦解酒之功效。

●猪心：有补血安神、活血化瘀、疏通血脉、强化心脏的功能。

●鸡心：有补心安神、理气舒肝、降压功效。

●干贝：有稳定情绪的作用，可治疗产后抑郁症。

●冬瓜：可清热毒，利小便，止渴除烦。

●芹菜：镇静安神，有利于安定情绪、消除烦躁。

3.常用的催乳食材

●金针菜：又叫"黄花菜"，喜欢生长在阴暗潮湿的地方。营养丰富，富含维生素B_1、维生素B_2等。金针菜有除湿利尿、止血下乳的功效。用金针菜炖瘦猪肉治产后乳汁不下很有功效。

●豆腐：有益气和中、生津润燥、清热解毒之功效，也是一种催乳食物。用豆腐、红糖、醪糟加水煮服可以催乳。

●茭白：含有蛋白质、维生素B1、维生素B2、维生素C及多种矿物质。茭白性冷，有解热毒、除烦渴、利二便和催乳功效。由于茭白性冷，脾胃虚寒者不宜多食。

●莴笋：莴笋性寒，具有多种丰富的营养素，有通乳功效。

●豌豆：又称"青豆"，性平，含磷十分丰富，有利小便、解疮毒、通乳之功效。

●丝瓜：丝瓜具有清热解毒、解暑除烦、通经活络、促进乳汁分泌的功效。

4.效果神奇的催乳汤

公鸡汤

材料：公鸡半只，红枣3颗，当归5克，黄芪8克，党参8克，葱、姜、盐各适量。

做法：鸡肉洗净剁块，过水后放入砂锅；砂锅加满水，放入葱片、姜片、红枣、当归、黄芪、党参，大火烧开转小火炖3小时左右，出锅后放一点儿盐。

功效：科学分析证明，产后过早、过多地喝母鸡汤，是造成产妇奶少、无奶或回奶的重要原因之一。分娩后，产妇体内的雌性激素、孕激素迅速下降催乳素才会发挥作用，乳汁才能分泌。而母鸡体内含有一定的雌激素，产后如果过早、过多地喝母鸡汤，就会使产妇体内的雌激素继续上升，使催乳素的作用减弱甚至消失，导致乳汁分泌缺少。因此，产妇应喝公鸡汤。

鲫鱼通草汤

材料：鲫鱼1条，通草10克，葱、姜、盐、食用油各适量。

做法：锅热后放入油，将鲫鱼煎至两面微黄，加入温热水，放葱、姜、通草，大火烧开后转小火炖一个半小时左右，出锅时放盐即可。

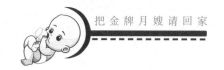
功效：可补充营养、清热利尿、通气下乳，用于水肿尿少、乳汁不下等。

乌鸡榴梿汤

材料：乌鸡半只，榴梿50克，葱、姜各适量。

做法：将乌鸡洗净剁块，凉水入锅，水开后汆烫去血沫；将大葱切3段，姜切3片；将汆烫过的乌鸡、葱、姜放入砂锅，加水大火烧开转小火，2小时后把葱、姜挑出，放入切好的榴梿块后再煲半小时即可。

功效：可治疗产后乳汁缺少者。但此汤增乳量快，在乳腺畅通的情况下才可食用。

黄豆花生炖猪蹄

材料：猪前蹄1只，红皮花生50克，黄豆20克，盐适量。

做法：将花生、黄豆提前浸泡；猪蹄洗净剁块，放入砂锅，加水烧开，撇去浮沫；加入花生、黄豆炖煮3小时左右，出锅放盐即可。

功效：补气养血、催乳，适于气血虚弱所致的缺乳。

丝瓜豆腐汤

材料：丝瓜半根，豆腐1块，老姜、香油、盐各适量。

做法：丝瓜洗净去皮，切小块，豆腐也切小块；锅内放水烧开，将丝瓜、豆腐、老姜一同放入，煮熟后加盐、香油即可。

功效：具有除烦理气、解毒通便、润肌美容、下乳汁等功效，可治疗气血阻滞造成的胸肋疼痛、乳房肿痛等。

🍲 木瓜牛奶

材料：木瓜200克，牛奶1袋。

做法：将木瓜去皮、去子洗净，切块放碗里，加入牛奶，放微波炉加热2分钟即可。

功效：促进乳汁分泌。

🍲 木瓜牛奶炖蛋

材料：木瓜200克，牛奶1袋，鸡蛋1个。

做法：木瓜洗净，去皮、去子切块，平铺盘底；鸡蛋加入牛奶中打散，一起倒入盘内浇在木瓜上，隔水蒸10分钟就可以吃了。

功效：健脑益智，延缓衰老，美容护肤，帮助乳汁分泌，消脂减肥。木瓜中含有一种木瓜素，能直接刺激乳汁的分泌，对产后乳汁稀少或乳汁不下很有疗效。

🍲 鸡蛋芝麻盐

材料：鸡蛋2个，芝麻30克，盐适量。

做法：将芝麻炒熟擀碎，加少许盐拌匀，用煮熟的鸡蛋蘸着吃。

功效：催乳。

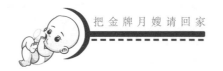
恶露观察和子宫恢复

1.恶露观察

什么是恶露？怀孕之后子宫内膜称为"蜕膜"，分娩之后遗留的蜕膜表层发生变性坏死、脱落，自阴道排出，称为"恶露"。恶露含坏死的蜕膜组织、血性黏液及细菌等，有腥味，但不臭，持续4～6周。通过观察恶露的颜色、气味、量及持续时间，可以了解子宫的复原情况以及有没有感染存在。

正常的恶露分为3种：血性恶露、浆性恶露、白色恶露。

●血性恶露：量多，鲜红色，持续1周左右，含大量的血性黏液及坏死的蜕膜组织，有血腥味。

●浆性恶露：随着子宫修复，出血量逐渐减少，颜色转为暗红色或褐色。浆性恶露含有较多的宫颈黏液、坏死的蜕膜组织和细菌，无味，持续2周左右。

●白色恶露：3周后，恶露转变为白色或淡黄色，量更少，含有坏死的蜕膜组织、白细胞及细菌。

如果血性恶露持续2周以上，

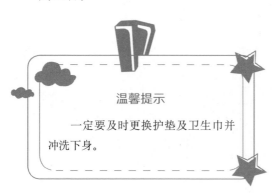

温馨提示

一定要及时更换护垫及卫生巾并冲洗下身。

出血量多，可能是胎盘处复原不好或者由炎症引起的。如恶露有臭味，可能有感染存在。如恶露经久不停，有大量出血并伴有腰酸，可能是子宫复旧不全，建议及时到医院检查。也可吃些益母草颗粒或益母草胶囊，促进子宫复旧。

2.子宫恢复

产后子宫会缩小变硬，在肚脐周围能摸到一个活动的硬块，产后2周可降入盆腔，在腹部就摸不到了。若子宫下降得慢，要注意子宫收缩不良或有胎盘残留的可能。子宫要恢复到怀孕前的大小，一般需要6～8周。

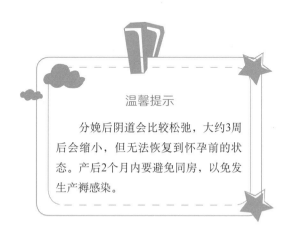

温馨提示

分娩后阴道会比较松弛，大约3周后会缩小，但无法恢复到怀孕前的状态。产后2个月内要避免同房，以免发生产褥感染。

🍼 子宫恢复的自我检查

如果子宫恢复得好，随着子宫的收缩，子宫底的高度每天都会下降1厘米～2厘米，大约2周后在腹部就摸不到了。复原不全的子宫不能降入盆腔，用手摸时总能摸到硬块，按压时会感到疼痛。

随着子宫的恢复，宫内血液不断被排出体外，正常情况下，产后3周左右出血就逐渐干净了，也有少数产妇会延长到6周左右。正常恶露的颜色是从鲜红—暗红—深红—淡红色，最后成为白色。如果出血量过多、持续时间很长，就很可能是子宫复旧不全引起的。如出血时还有难闻的臭味，那就有可能是并发感染了。如果产妇有时感到小腹坠胀或疼痛，而且红色恶露停止后白色的量

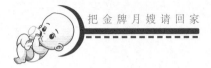

很多，也是子宫复旧不全的表现。

子宫复旧不全的原因

●胎盘或胎膜残留易造成子宫收缩不良，出现持续出血等症状。

●子宫蜕膜脱落不全：蜕膜一般在产后1周左右脱落，如脱落不全，就容易引起后期出血，子宫难以复原。

●子宫内膜炎或盆腔炎：如果子宫或盆腔感染也会长期出血。

●子宫肌瘤：子宫肌瘤影响子宫收缩，产后出血量也会增多。

●排尿不利：如果排尿不利，膀胱过度充盈，也会导致子宫不能下降至盆腔。

子宫复旧不全的治疗

服用子宫收缩药物，如益母草颗粒、益母草胶囊、生化汤等（可活血化瘀、排出瘀血，使子宫恢复正常）。

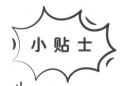

除了宫缩痛、伤口复原、恶露排出、乳房胀痛等生理状况外，因产后身体抵抗力下降、泌尿系统变化，产妇还会发生便秘、排尿不顺等情况，这些情况都需要预防。

注意个人卫生

1.刷牙

随着进食量的增加，食物残渣在口腔内残留，如不及时清洁，极易引起牙周炎和牙髓炎，甚至患上口臭和口腔溃疡等疾病，所以月子里一定要刷牙。产后第二天就可用温开水刷牙，但要注意用软毛刷，而且不能用力，每次2分钟即可。也可选用月子专用的一次性牙刷。

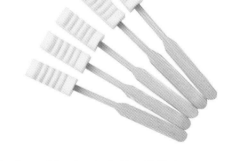

月子专用的一次性牙刷采用优质的医用级海绵材质，消毒处理，无菌无尘，有较强的过滤吸附作用。独特的波浪造型在用力时会自然变形，彻底清洁到齿缝，清洁细致、更全面。含有温和的护齿设计，可直接干刷后用温水漱口，不用起床，也不用去卫生间。

2.擦洗浴

产妇汗腺分泌特别旺盛，出汗很多，如果不及时清洁，容易引起伤口感染。过去很多地方都有坐月子不洗头、不洗澡的习俗，但如果1个月不洗头、不洗澡，人的身体会产生很多细菌，更不利于身体恢复。一般产后1周就可以洗头、洗澡了，但是洗澡时要注意保暖，头发要及时吹干，避免着凉。

自然分娩（无侧切）理论上3天即可洗浴，不过还是要根据个人体质，最好1周后再洗。侧切或剖宫产者要等到伤口完全愈合后才能洗浴，一般要10天左右。伤口未愈合前可擦洗。禁止盆浴，避免感染。

洗浴注意事项

●洗浴前要关好门窗、电扇及空调，避免对流风。

●室温控制在26℃～32℃，水温39℃～41℃，洗浴时间以10～15分钟为宜。

●洗浴后及时保暖，以防感冒。

擦洗方法

用38℃～40℃的水，先擦脸和耳朵，然后擦头发：从侧面一层一层地擦，少放点洗发水，再用清水擦一遍，用干毛巾包一会儿，干后再打开。擦身子时注意保暖，擦胳膊盖上肚子，擦肚子盖上胳膊，让产妇侧卧擦后背。

淋浴要求

第一次淋浴要有家人帮助，以免产妇虚脱。不能空腹，水温不能太高，洗浴时间不能太长，10～15分钟即可。洗完把头发、身体擦干，穿上衣服。在浴室将头发吹干，用热风，风口不要对着头皮。没吹风机可用干毛巾包住头发。提前把室内温度调到27℃左右，关闭空调，再让产妇从浴室出来。

3.褥汗的护理

产后第一周出汗较多，尤其在睡眠时，常常会把衣服、被子浸湿，医学

上将这种现象称为"褥汗"。每位
产妇都会有褥汗，主要是产后皮肤
排泄功能旺盛所致，是产后身体恢
复，进行自身调节的生理现象，产
后1周左右可自行好转。

要注意出汗后不要受凉伤风，及时擦干汗水。每天睡前擦洗身体，及时盖严暴露部位，及时更换和清洗被汗浸潮的内衣。

学做形体恢复操

自然分娩无侧切的新妈妈产后1周即可做形体恢复操，剖宫产和侧切的新妈妈一般在产后10～15天伤口完全愈合后才能做形体恢复操（做前要先排空大小便）。做形体操的时间可根据个人身体情况而定，总体以不疲劳为度，每个动作做6～8次，总时间不超过30分钟，每天1～2次。

●平躺在床上（头朝没有床头的方向，不要枕枕头）。

●上肢运动：双臂上举，交叉滑下。双臂从两侧慢慢上抬，举过头顶，再双手交叠从前面落下，放于腹部。重复做2～3次。

●收腹：平躺，深吸气，然后吐气。

●抬臀：两腿分开稍微弯曲，双臂平放，手掌朝下，抬臀部。

●提肛运动：收缩和放松肛门，促进腹部肌肉收缩和子宫复旧，减轻阴部

及肛门松弛的状况。

●抬腿运动：单腿交替上抬，再双腿同时上抬，与上身呈直角，两臂平放于身体两侧。

●俯卧位：双手平放于胸前，抬头，挺胸，臀部上翘，双手向前滑动，身体慢慢前倾。此动作可避免子宫脱垂，防治腰疼。

●站起：双手叉腰，扭转腰、臀。

●站立：一手叉腰，一手顺腿部下滑，交替进行。

做完操后喝点儿水以补充水分。擦完汗后再淋浴，淋浴时间10分钟左右。

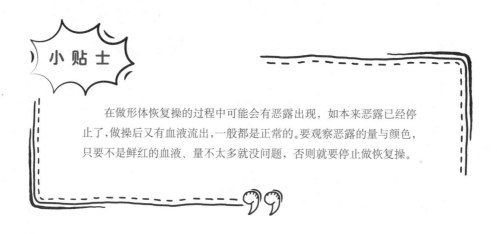

小贴士

在做形体恢复操的过程中可能会有恶露出现，如本来恶露已经停止了，做操后又有血液流出，一般都是正常的。要观察恶露的量与颜色，只要不是鲜红的血液、量不太多就没问题，否则就要停止做恢复操。

产后抑郁的疏导

产后抑郁可分为生理性及心理性两种，主要表现为爱哭、烦躁、自闭、爱发脾气、忧心忡忡、无精打采、有虐待倾向，发展严重时表现为终日闷闷不乐，觉得脑子一片空白，不能自制，有失眠、疲倦、没有胃口、自责、焦虑等症状，个别人还会出现自杀倾向。出现这种情况需要请医生进行心理疏导和治疗。

●生理性：主要是孕激素迅速下降造成的情绪上的波动。

●心理性：这种抑郁较为复杂，包括紧张的夫妻关系或婆媳关系，以及产妇本身的个性等。

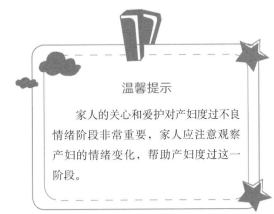

温馨提示

家人的关心和爱护对产妇度过不良情绪阶段非常重要，家人应注意观察产妇的情绪变化，帮助产妇度过这一阶段。

家人应注意观察产妇的情绪变化，发现产妇情绪低落时，应主动关心并与之交流，争取让产妇能够敞开心扉谈自己的感受，然后帮助产妇解决具体困难，针对产妇的情况进行疏导。建议产妇听一些轻松的音乐，并且做一些产后形体恢复操，缓解负面情绪。

月子常见病的预防和治疗

1.产后便秘

主要症状：几天不排大便或排便时干燥、疼痛、排便困难。

致病原因：产时出血、出汗，导致体内津液减少，躺着的时间多，活动量少。

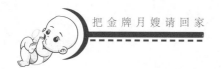

解决办法：多下床活动，增加活动量，多饮水，多吃蔬菜、水果。产后2～3天如有便意又无法排出可用开塞露。

有助于缓解便秘的食物

●红薯：含有大量的膳食纤维，有促进肠胃蠕动、预防便秘和直肠癌的作用。

●木耳：活血化瘀、消滞通便。

●莲藕：缓解神经紧张、帮助排便、促进新陈代谢、消除胀气。

●海带：刺激肠道蠕动、促进排便、利尿。

●蘑菇：通便排毒，对预防便秘、肠癌等十分有利。

●白菜：含有丰富的膳食纤维，不但能促进排毒，还能刺激肠胃蠕动，促进大便排泄，帮助消化，对预防肠癌也有良好作用。

●西红柿：补血养颜、健胃消食、润肠通便。

●丝瓜：含多种维生素，具有除烦理气、解毒通便之功效。

●苹果：有解暑、开胃的功效，可促进消化和肠壁蠕动，减少便秘的发生。

●香蕉：含有大量膳食纤维和铁质，有通便的作用，可有效防止因产妇卧床休息时间过长、胃肠蠕动较差而造成的便秘。因其性寒，每日不可多食，食用前先用热水浸烫。

●火龙果：有预防便秘、益智补脑、预防贫血、美白皮肤、防黑斑的功效，还具有瘦身、预防肠癌等功效。

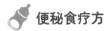 **便秘食疗方**

菠菜煮猪肝

材料：菠菜250克，猪肝100克，香油、盐、生姜粉各适量。

做法：菠菜择洗干净，切成小段，用开水焯一下捞出，备用；猪肝洗净切薄片，用盐、生姜粉拌匀，腌制10分钟；锅内放适量水烧开，放入菠菜及适量香油，菠菜快熟时再加入猪肝煮至熟透，加入盐即可。

功效：滋阴养血，润肠通便。菠菜含有大量的植物膳食纤维，具有促进肠道蠕动的作用，利于排便。

松子仁粥

材料：松子仁30克，大米50克，蜂蜜10克。

做法：将松子仁洗净，用榨汁机绞碎，同大米一起放入锅内；加水，大火烧开转小火煮成稀粥，加蜂蜜调味即可。

功效：适于产后大便干结、排便困难者。

2.产后痔疮

主要症状：世界女性孕育前后健康状况调查报告显示，80%的女性在孕育前后会发生痔疮。多数女性生产后痔疮会加重，严重的会出现局部水肿、疼痛，大便时出血。有的产妇害怕疼痛而憋着大便，引起便秘，使痔疮更加严重，形成恶性循环。

致病原因：怀孕以后，随着胎儿的长大，子宫逐渐增大，腹压也增高，

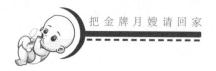

使静脉回流受阻；分娩时产妇长时间使劲向下屏气用力，促使内痔脱出肛门外，引起产后痔疮，或使痔疮加重。

预防办法：改变饮食结构，多吃一些能帮助排便的蔬菜、水果，多活动。预防便秘是防止痔疮的最好办法，便秘会加重已经发生的痔疮，控制痔疮必须消除便秘。

解决办法：如果痔疮红肿变大，可用高锰酸钾坐浴，然后用马应龙痔疮膏涂抹，一般1周左右才能消肿，不要着急。也可戴上医用手套，在肛门处涂点儿开塞露润滑，然后将痔核推进去，但会感觉肛门有坠胀感。如果过两天痔核再次脱出，应及时进行护理。

3.肌风湿

主要症状：局部皮肤和肌肉发凉、发紧、僵硬、酸胀不适。

致病原因：由于分娩时出血和体力的消耗，身体虚弱，抵抗力下降，邪风乘虚而入。

预防方法：产妇生产后骨缝和汗毛孔都是张开的，应注意室内的温度，避免虚邪之风侵入。

解决方法：可将食盐在锅内炒热，用布包好敷在疼痛处，每日1次，每次15分钟。也可用红外线照射。

4.手腕关节痛

主要症状：主要部位在手腕和手指关节等处，如果做家务过多或抱孩子过多、接触冷水等，都会使关节、韧带负担过重，引起手腕、关节疼痛。

致病原因：怀孕使女性内分泌系统发生变化，造成韧带松弛、关节附近的韧带张力下降，负重力差，稍有负重就有可能导致疼痛的发生。再加上产后妈妈照料宝宝劳累，所以容易造成肌肉、韧带以及筋膜的损伤。

预防方法：在月子期间一定要注意休息，不要过多地做家务，要减少手腕和手指的负担，避免接触冷水。

解决方法：可用盐热敷，也可按摩。在痛点处先轻压再重压，压30秒放开15秒，交替进行。注意按压时不要揉捏，否则会使疼痛加重。没事的时候经常拿热水敷一下，这样会好一点儿。也可买个护腕戴一段时间。

5.产后腰腿疼

主要症状：主要表现为腰部疼痛，部分患者伴有一侧腿疼、下肢沉重酸软等。

致病原因：生产过程中引起盆骨韧带损伤，在韧带未恢复时下蹲或起坐过猛、做剧烈运动、负重等，均易发生耻骨联合分离。产后休息不当，过早地持久站立和端坐，姿势不正以及腰骶部受寒，致使产妇妊娠时松弛的骶骨韧带不能恢复，造成劳损。产后过早劳动和负重等都会引起腰腿疼。

预防方法：注意休息和增加营养；不要过早地持久站立和端坐，更不要负重；注意保暖；坚持做产后恢复操，能有效预防腰腿疼。

解决方法：一般此病在产后几个月或1年左右会自然缓解。如果长期不愈，可采用推拿或红外线照射治疗。

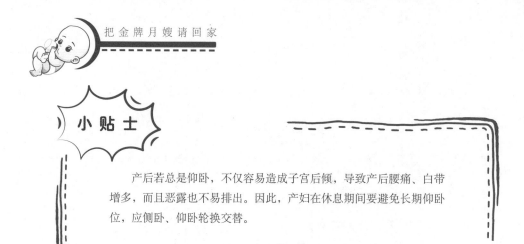

小贴士

产后若总是仰卧，不仅容易造成子宫后倾，导致产后腰痛、白带增多，而且恶露也不易排出。因此，产妇在休息期间要避免长期仰卧位，应侧卧、仰卧轮换交替。

6.恶露不尽

主要症状：正常情况下，一般20天左右红色恶露即可排除干净。如果超过时间仍然淋漓不断者，即为恶露不尽。若不及时治疗，将会引发其他疾病。

致病原因：第一是子宫复旧不良，主要是产后未能好好休息，或产程时间过长、胎儿过大，致使宫缩乏力、恶露不绝。第二是由子宫畸形、子宫肌瘤等原因造成的，也可因手术操作者技术不熟练，致使妊娠组织物未完全清除，导致部分组织物残留子宫腔内。此时除了恶露不净，还有出血量时多时少、内夹血块并伴有阵阵腹痛等症状。

解决办法：气虚型恶露不绝（子宫收缩不佳）：主要症状为恶露量多、色淡红、质稀薄、小腹空坠、神倦懒言、面色苍白，常用中成药有补中益气丸、十全大补丸；血热型恶露不绝（宫腔感染）：主要症状为恶露量较多、色深红、质黏稠、有臭味、面色潮红、口燥咽干，常用中成药有丹栀逍遥散；血瘀型恶露不绝（宫内有残留）：主要症状为恶露量少、色紫暗有块、小腹疼痛拒按，常用中成药有生化汤丸、益母草胶囊。

饮食疗方

山楂红糖饮

材料：个大、肉多的新鲜山楂30克，红糖30克。

做法：先将山楂清洗干净，然后切成薄片，晾干备用；在锅里加入适量清水，放在火上，用旺火将山楂煮至烂熟；再加入红糖稍微煮一下，出锅后即可给产妇食用。每天最好食用2次。

营养功效：山楂不仅能够帮助产妇增进食欲、促进消化，还可以散瘀血；红糖有补血益气的功效，可以促进恶露不尽的产妇尽快化瘀、排尽恶露。

7.膀胱炎

主要症状：尿频、尿急、下腹疼痛、腰痛、严重者会体温升高（表示已有肾盂肾炎或其他急性感染）。

致病原因：产妇在生产过程中膀胱黏膜会受到压迫出现水肿，产后膀胱肌肉松弛，容易积存尿液；妊娠后期体内潴留的水分，在产后也要通过肾脏排泄，也增加了膀胱的负担，降低了膀胱的防病能力，使细菌容易侵入尿道引起膀胱炎。

预防方法：产后多排尿，不要使尿液在膀胱里积存过久，以免细菌繁殖；还要经常清洗外阴，保持外阴清洁，同时要防止脏水流入阴道。

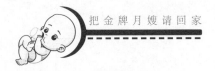
8.产褥期发热

产妇在月子里发热比较常见，而且原因也相当多。出现发热的情况要高度重视，不能像对待普通人那样处理。

主要症状：出现发热持续不退，或突然高热寒战，并伴有其他症状，称为"产后发热"。

常见原因有以下几种。

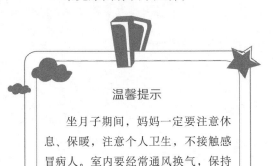

温馨提示

坐月子期间，妈妈一定要注意休息、保暖，注意个人卫生，不接触感冒病人。室内要经常通风换气，保持温、湿度合适。也可用醋熏蒸房间，起到杀菌的作用。

●产褥期感冒：产后疲劳，抵抗力下降，易感风寒。除了发热之外，常伴有鼻塞、流涕、咳嗽、咽痛等症状。一般经对症处理，体温就会下降。月子期间感冒是可以吃药的，产妇可找医生开适合哺乳期服用的感冒药，有很多感冒药不会影响哺乳。也可以用生姜加红糖熬水喝。妈妈感冒很容易传染给宝宝，特别是体质弱、抵抗力不强的宝宝更要注意。如果一定要给宝宝喂奶，妈妈必须戴上口罩。

●泌尿系统感染（肾盂肾炎）：有尿频、尿急、尿痛及腰痛等症状，可能是产褥期尿路感染。检查尿常规，如有异常可做输液消炎治疗。

●胀奶：有些初产妇在产后2～3天，因乳腺管未完全通畅而发生胀奶，也会引起发热，但一般不超过38℃。乳汁排出通畅后体温就会下降。

●乳腺炎引起的发热：急性乳腺炎常发生在产后2~6周，乳房局部发红、肿胀、热痛等，若已化脓则有波动感。经输液或吃消炎药治疗，体温很快就会下降。

●产褥中暑：常发生在酷暑季节，因气温过高所致。也有在其他季节出现的，主要是由于室内温度过高、不通风、衣着太厚而导致的。应保持室内通风，可采取一些降温措施，也可用温湿毛

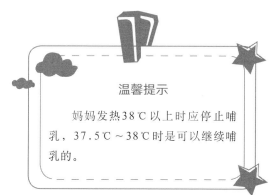

温馨提示

妈妈发热38℃以上时应停止哺乳，37.5℃~38℃时是可以继续哺乳的。

巾或酒精擦洗身体。轻者体温很快就能下降，如果症状比较严重或已出现昏迷时会危及产妇的性命，应一边采取降温措施一边赶紧送往医院抢救。

4

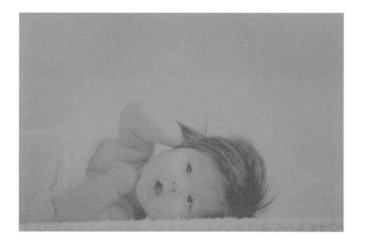

月嫂手把手教你护理新生儿

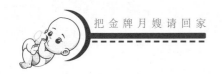

新生儿的分类

出生后0～4周的宝宝称为"新生儿"。新生儿十分娇嫩，这个阶段科学的养育、周到的护理将关系到宝宝一生的健康。

1.根据胎龄分类

早产儿：胎龄未满37周降生的宝宝为早产儿、未成熟儿（最小有28周的）。

足月儿：胎龄37周以上、不满42周降生的宝宝属于正常情况，为正常儿。

过期儿：胎龄42周以上降生的宝宝为过期儿。

2.根据体重分类

正常体重儿：出生体重2500克～4000克。

巨大儿：出生体重大于4000克。

低体重儿：出生体重小于2500克。

极低体重儿：出生体重在1000克～1500克。

超低体重儿：出生体重小于1000克。

新生儿的特点

1.正常新生儿的生理特征

 体重

出生时体重与新生儿的胎次、胎龄、性别以及宫内营养状况有关。我国1995年九市城区调查结果显示，男婴平均出生体重为3.3千克±0.4千克，女婴为3.2千克±0.4千克。正常足月婴儿生后第一个月体重增加可达1千克~1.5千克，出生后3个月体重约等于出生时体重的2倍。第一年内，前3个月体重的增加约等于后9个月体重的增加，即1岁时婴儿体重为出生时的3倍。

皮肤

刚出生时新生儿身上覆盖着一层薄薄的胎脂（胎脂有保温的作用），两天后胎脂就会被身体吸收。皮肤红润、薄嫩。新生儿刚出生时脸都是红的，即使爸爸妈妈都白，宝宝出生时也是红色的。如果皮肤很白，可能是贫血或有严重溶血等。

60%的新生儿出生后2~5天皮肤会出现发黄现象，白眼球微

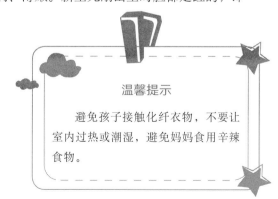

温馨提示

避免孩子接触化纤衣物，不要让室内过热或潮湿，避免妈妈食用辛辣食物。

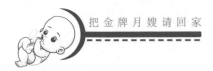
带黄色，小便也发黄，这是生理性黄疸的反应，大约在1周后开始逐渐消退。

有的新生儿还会出现湿疹，一般会出现在面部、头部和全身，湿疹多见于配方奶喂养的孩子。

 身高

无论爸爸妈妈身高如何，足月新生儿身长大多在50厘米左右，与遗传无关。出生第一年身长增长最快，特别是前3个月，身长增长约等于后9个月的增长总和，全年约增长25厘米，1岁时身长约为出生时的1.5倍。

 头围

头围的增长与脑和颅骨的发育有关。胎儿期脑发育居全身各系统的领先地位，故出生时头相对大，头为身长的1/4。正常新生儿头围为34厘米左右，满月时头围平均可增加2厘米～3厘米。与身高和体重的增长规律相似，第一年前3个月头围的增长约等于后9个月头围的增长，1岁时头围为46厘米。测量时用软尺从宝宝前额眉骨到脑后最凸起点绕1周。头围过大或过小都要注意，有必要时可到医院做进一步检查，以排除异常情况（如脑积水、小头畸形等）。

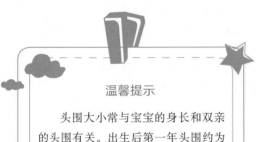

温馨提示

头围大小常与宝宝的身长和双亲的头围有关。出生后第一年头围约为1/2身长+10厘米。连续追踪测量头围比一次测量更重要，头围增长过速往往预示有脑积水。

有的宝宝刚出生时头有点儿扁，那是因为经过产道时受压所致，可自愈。

头发

宝宝生下来的发质和妈妈孕期营养状况有关，随着月龄的增长，头发逐渐发生变化，像爸爸或像妈妈，或与自身的营养状况有关。

囟门

颅骨由6块骨头组成，宝宝出生时由于颅骨尚未发育完全，所以骨与骨之间存在缝隙，并在头的顶部和枕后部形成两个没有骨头覆盖的区域，分别称为"前囟门"和"后囟门"。囟门是头骨间所形成的缝隙，有利于胎头通过产道时改变形状。后囟门一般在出生后3个月闭合，前囟门要到1岁半才闭合。人们常说的"天窗"或"囟门"主要是指前囟门。未成熟儿囟门较大，关闭也晚。

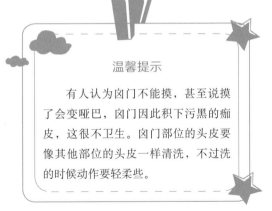

温馨提示

有人认为囟门不能摸，甚至说摸了会变哑巴，囟门因此积下污黑的痂皮，这很不卫生。囟门部位的头皮要像其他部位的头皮一样清洗，不过洗的时候动作要轻柔些。

囟门的表面是头皮，其下面是脑膜，其次是大脑和脑脊液。将手指轻放在囟门上，可以感觉到跳动。那是脑脊液压力随着心脏搏动、血压变化而变化，与脉搏一致。正常婴儿呈坐位时，囟门略微凹陷。

颅内的脑脊液和身体的血液、组织液不断交换，保持平衡。当身体丢失较多水分时，脑室的脑脊液也会减少，压力降低，囟门便会明显凹陷。如婴儿因呕吐、腹泻后出现这种症状，说明身体已中等程度的脱水，要及时给予补充

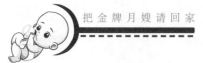
水分，否则，因婴儿自身调节能力差、耐受力不足，可能发生循环衰竭，有生命危险；由于喂养不当造成重度营养不良的极度消瘦婴儿也会出现囟门凹陷，此时需加强营养，合理喂养。

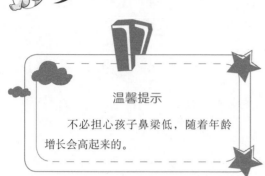

温馨提示

不必担心孩子鼻梁低，随着年龄增长会高起来的。

眼睛

从妈妈漆黑的肚子里来到明亮的世界，有的宝宝出生不久就可以睁开眼睛；有的仍闭着眼睛；有的眼睑肿胀鼓起，这是产道挤压所致，肿胀在几天内可消退。

体毛

宝宝出生时有不同程度的体毛，叫作"胎毛"。有些宝宝会从肩上一直到背部都有一层浓浓的毛，这些情况都属正常，过些天就会脱掉。

大便

新生儿出生后一般在12～24小时排便，第一次排出的大便是胎便。胎便是胎儿在子宫内形成的排泄物，呈深绿色或黑色，黏稠，无臭味，出生后2～3天就可排净，之后开始排出吃母乳或配方奶消化

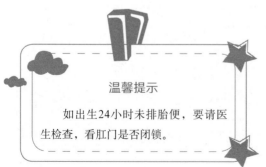

温馨提示

如出生24小时未排胎便，要请医生检查，看肛门是否闭锁。

后的大便。人工喂养的宝宝排出的大便为淡黄色或灰色，便中可有奶瓣，多为成形便，每日1~2次；母乳容易消化，母乳喂养儿每天排便3~7次，多为金黄色糊状物，看到这种大便即可知道宝宝肠道是畅通的。

也有些宝宝会2~3天或4~5天才排1次便，但大便并不干结，仍呈软便或糊状便，排便时要用力屏气，脸涨得红红的，好像排便困难，这也是常有的现象，俗称为"攒肚"。

🍼 小便

新生儿一般在出生后6小时排尿，也有时间长的，36小时之内排尿都属正常。最初量少，每日4~5次，随着吃奶量增加，每日可达10多次。

🍼 睡眠

睡眠时许多血液流向大脑，输送大量的氧和营养，因此，睡眠对大脑发育非常重要。刚出生的宝宝虽然有时会哭一哭，但几乎始终处于睡眠状态。早期新生儿睡眠时间相对长一些，每天可达20小时以上；随着日龄的增加，睡眠时间会减少，一般每天16~18小时，一天70%的时间都在睡觉。

新生儿期宝宝最好侧卧睡，因为侧卧不会造成颅骨扁平，不会使后脑勺受到挤压，还可防止两腮过大而形成大腮帮子脸。如果感觉头型不对称了，3个月以内调整还来得及。顺产的宝宝经过产道的挤压，头型有点儿拉长了，一般1~3周会长好。

晚上睡觉可给宝宝把袜子脱掉，让宝宝睡得舒服些，但要注意脚心不要着凉。新生宝宝会怕黑，晚上可开一盏小夜灯，也便于观察宝宝的情况。

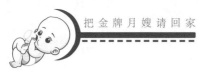

体温

新生儿新陈代谢比成人旺盛，其体温比成人略高一些，正常体温在36℃～38℃。由于新生儿的中枢神经系统功能还不完善，体温还不是十分稳定，受环境因素影响很大，因此要及时调节室内温度。冬天室内温度在22℃～25℃，夏天室内温度在26℃左右。

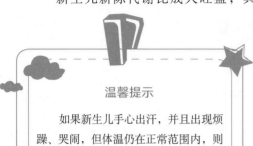

温馨提示

如果新生儿手心出汗，并且出现烦躁、哭闹，但体温仍在正常范围内，则可能是穿盖太多了。如手脚发凉则是穿盖太少了，以手脚温热为合适。

因胎儿在子宫内是恒温，宝宝出生后体温调节功能还没发育健全，容易受外界温度的影响，如包得过厚就容易使体温升高，所以一定要控制好给宝宝包裹得薄厚、室温，避免燥热或受凉。如果体温低于35℃或高于38℃则为异常。如温度较低，新生儿体内的生理状态就会发生紊乱，因此要特别注意新生儿的保暖。

呼吸

新生儿以腹式呼吸为主，因中枢调节功能不健全，呼吸节律常常不规则，特别是在睡梦中，会出现呼吸快慢不匀等现象，这都是正常的。平静时，每分钟呼吸频率在30～50次。

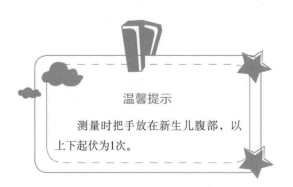

温馨提示

测量时把手放在新生儿腹部，以上下起伏为1次。

脉搏

主要观察颈动脉的搏动，平静时新生儿脉搏每分钟约为130次。

082

2.新生儿常见的生理现象

 生理性体重下降

新生儿出生后2~3天因进食少、排胎便和皮肤水分的蒸发，会出现体重下降。大约第5天体重开始回升，7~10天可恢复或超过出生时体重。

 色素斑（胎记）

在新生儿臀部、脚腕处往往会有灰青色斑块，医学上叫"胎痣"或"胎青记"，呈圆形或不规则形，多在1岁内消失。

 女婴白带、假月经

女婴出生后会从阴道流出一些分泌物，如同成年女性的白带，有的还会有少量出血。这是在母体内受雌性激素影响所致，因为母体雌性激素通过胎盘进入胎儿体内，使胎儿分泌物增加，造成白带或假月经。此现象大约持续2周，属正常现象，不需要做任何处理，每天用流动水冲洗外阴即可。

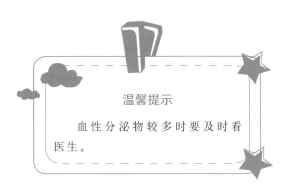

温馨提示

血性分泌物较多时要及时看医生。

 隐睾

大多数足月男宝宝出生时睾丸已经下降到阴囊中了，如果还没下降就要注意观察几天。通常新生儿隐睾无须治疗，大多数在1岁以内便会下降。如果2岁以后还没下降就要及时看医生，以免影响日后精子生成及生育能力。

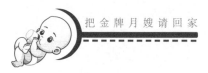

🍼 乳腺肿大

无论男宝宝还是女宝宝，在出生后3～5天都会出现乳腺肿胀的生理现象，这是胎儿受母体雌性激素影响所致。一般不要挤压，如果不慎把乳头挤破会带进细菌，造成乳腺红肿、发炎，严重的可能会引发败血症。如果是女婴，挤压可造成乳腺发炎，使部分乳腺管堵塞，成年后会影响乳汁分泌。

🍼 女婴乳头内凹

据调查，现在新生女婴中有45%乳头内凹，但在成年女性中乳头内凹的却只有7%，而且大部分还可经过吸吮和牵拉改变凹陷的状况。

民间习惯给刚出生的女婴挤乳头，以防乳头凹陷，这是没有科学道理的。挤压新生儿乳房，不但不会改变乳头内凹，还会损伤乳腺管，引起乳腺炎。严重的还引发败血症，危及宝宝生命。

🍼 新生儿抖动

新生儿会出现下颚或肢体抖动的现象，有的像抽风。因新生儿神经发育尚未完善，对外界刺激容易做出泛化反应，这种现象并不是病理性的抽搐，不必紧张。

🍼 新生儿使劲抻身体

宝宝总是使劲，尤其是在快睡醒时，有时憋得满脸通红，宝宝胳膊也在动，那是宝宝在伸懒腰，是活动筋骨的一种运动。

🍼 宝宝为何要抓脸

因为宝宝头痒，本能地想要抓头解痒，但其臂膀肌肉发育还不健全，够不到头部，只能抓伤自己的脸。那么宝宝为什么会头痒呢? 因为胎儿在母体内一直生活在羊水中，出生后身体还附有黏性的羊水，其他部位很容易清洗，头部因有胎发遮挡，很难被清洗干净。宝宝感觉很痒，本能地去抓头，从而导致抓伤自己的脸。

🍼 眼白出血

分娩时受产道的挤压，视网膜和眼结膜会发生少量出血，不必治疗，会自行好转。

🍼 鼻塞

剖宫产宝宝出现鼻塞的情况比较多，可能是宝宝出生后体内有部分羊水没排干净。如不影响宝宝进食和睡眠，不要刻意干预。如出现张口呼吸，可滴0.5%的呋麻滴鼻剂，先滴较重一侧，等5分钟后再滴另一侧，每次只点1滴。

🍼 喉喘鸣

有的新生儿喘气呼噜呼噜的，这主要是新生儿喉软骨发育不够完善，喉软骨软化造成的，一般6个月到1周岁症状就会消失。

🍼 打喷嚏

在给新生儿洗澡或换尿布时他受凉就会打喷嚏，这是身体的自我保护，不一定是感冒。新生儿刚来到大自然中，对环境还不适应，外界刺激时鼻黏膜

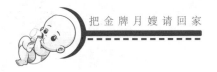

发痒会引发打喷嚏。

 惊吓

新生儿神经系统发育还不完善，当外界刺激时，新生儿会突然一惊或者哭闹，这是正常的。

有的宝宝睡觉容易惊醒，可以用被子将宝宝裹好，把宝宝的双手放到被子里，被子两侧再用枕头压住以挤住宝宝的身体，宝宝会感觉像是在妈妈怀里一样，睡得比较踏实。

打嗝

宝宝打嗝通常是吸了冷空气，喝了凉的奶或吃奶过急。新生儿神经系统还没有发育完善，对膈肌控制不好，引起打嗝，宝宝神经系统完善后就不会打嗝了。弹宝宝的足底，让他放声大哭，不仅能抑制打嗝，还能锻炼身体，有利无害。宝宝哭上几声，比持续打嗝要好受得多。想想看，如果医生不拍打新生儿的足底，不刺激他大声地哭，他的肺脏就不会完全张开。

吐奶

因为宝宝的胃呈水平位（也就是直肠子）且容量小，奶液容易倒流入口腔引起吐奶。

鼻部小颗粒

很多新生儿鼻部皮下可出现数个小颗粒，这是扩张的汗腺，可自行消退。

四肢发凉

新生儿血液多集中于躯干，四肢血液较少，所以四肢容易发凉。

 螳螂嘴

新生儿在口腔的两侧颊部各有一个较厚的脂肪垫隆起，民间俗称"螳螂嘴"。这种脂肪垫不但对新生儿无害，而且有利于新生儿吸吮。随着孩子的生长发育，脂肪垫会逐渐消失。

螳螂嘴是宝宝特殊的生理状态，一般过一段时间会自然消失，不需要处理，以免引起感染。如果发现孩子不肯吃奶时，可请医生查明原因再做处理。

新生儿的喂养

新生儿喂养有三种：纯母乳喂养、混合喂养和人工喂养。

1.母乳喂养指导

 早开奶

开奶时间越早越能刺激母乳分泌，一般在出生后半小时就让新生儿与妈妈亲密接触、吸吮乳房，其后每隔2~3小时就吸吮1次，以刺激乳汁分泌。

不要因为头几天乳汁分泌不足就放弃喂母乳，因为妈妈在分娩后2~7天正处在泌乳期，乳汁由少到多。在此期间，只要给宝宝频繁哺乳，加上正确的哺乳方法，母乳就一定会多起来。到宝宝满月时，妈妈乳汁基本上都能够

宝宝吃。

帮助新生儿正确吸吮

可采取侧卧位，喂之前要先清洁乳头，胳膊下垫一个软枕，指导产妇用前臂、手掌及手指托住宝宝，让宝宝头部与身体保持一条线，同时另一只手呈"C"字形托起乳房。哺乳时用乳头刺激宝宝口唇，待宝宝张大嘴时迅速将乳头及大部分乳晕送入口中。正确的吸吮方式要含住乳晕的2/3，这样可以减少乳头皲裂。吸吮时间不宜过长，一侧以不超过20分钟为宜。

怎样判断母乳是否够吃

判断新生儿是否能吃饱，一般以两次奶的间隔在一个半小时以上为吃饱。宝宝吃好才会更聪明、更健康；母乳不足时需加配方奶进行混合喂养，混合喂养虽不如母乳喂养好，但要比宝宝饿肚子好得多。

纯母乳喂养还需要补充水分吗

●出黄疸时。

●新生儿口渴、口干时。

●新生儿眼、鼻分泌物多时。

除以上几种情况外，纯母乳喂养的宝宝4个月内不要刻意喂水。因为母乳中含有大量的水，多喝水会增加孩子的肝、肾负担。另外，因为新生儿肾脏功能还不成熟，排出钠的能力低（1岁以内的小儿都这样），所以母乳喂养的妈妈要减少盐的摄取量。

2.新生儿混合喂养指导

母乳量不足可加配方奶，先喂母乳，根据母乳量的多少以及宝宝的食量，再添加适量的配方奶。

3.新生儿人工喂养指导

●喂奶前先给宝宝换好尿布，以防喝奶后翻动宝宝引起溢奶。

●清洁双手，取出已经消好毒的备用奶瓶。

怎么计算喂奶量

第1周：新生儿体重的一半乘以100再除以8就等于每次的喂奶量。例如，体重3千克的新生儿：3乘以100除以8等于37毫升，就是每次的喂奶量。

第2周：新生儿体重的一半乘以150除以7。

第3～4周：新生儿体重的一半乘以200除以7。

新生儿的食量会因生长阶段不同而渐渐增加，到第2周时，每次60毫升～90毫升；3～4周时，每次100毫升左右。以后按新生儿的体重每4千克喂150毫升～200毫升。

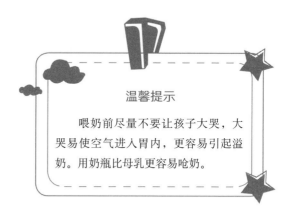

温馨提示

喂奶前尽量不要让孩子大哭，大哭易使空气进入胃内，更容易引起溢奶。用奶瓶比母乳更容易呛奶。

新生儿因生长阶段不同，食量会渐渐增加。

奶量：第1个月，每次90毫升～120毫升。

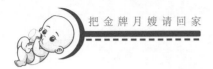

第2个月，每次120毫升～150毫升。

第3个月，每次150毫升～180毫升。

 配方奶的调制

先取出消过毒的喂奶用具，加喂奶量的2/3的凉开水，再加1/3的热开水（以60℃为宜），然后加入适量奶粉（用专用的计量勺取适量奶粉），盖紧奶嘴和瓶盖，横向摇匀（注意摇匀奶液的方式），将配好的奶滴几滴到手腕内侧，感觉不烫或不凉即可喂食。配好后的奶温度保持在40℃左右，避免温度过热烫伤新生儿。

人工喂养时奶液不要配置过浓，如果奶液过浓，可能导致新生儿血液中尿素氮含量增高。尿素氮是人体内的有毒物质，对新生儿来说危害很大。

每天喂奶次数

第1阶段：0～6个月；第2阶段：6～12个月；第3阶段：1～3岁。

一般3～4小时喂1次，每天6～7次为宜。两次喂奶之间加1次水，水量20毫升～30毫升。注意饮水量不能超过总奶量的1/4，过量饮水会给宝宝肾脏带来负担，但如果出汗多或活动量大也可以多喝些水。

要给宝宝喝水的反应时间，一般时间为30～60秒，宝宝就能够喝水了。如果宝宝不愿意喝水，可把新生儿专用多维葡萄糖添加在水里，以使宝宝喝水。

喂奶时间间隔过长容易导致低血糖，所以新生儿期最好不要超过4小时。

喂奶注意事项

喂宝宝时，让宝宝保持头高臀低，头—脊柱—臀部在一条线上。喂奶时先用奶嘴轻触新生儿嘴唇，刺激新生儿吸吮反射，然后小心地将奶嘴放入新生儿口中（舌头上面）。注意使奶瓶保持一定倾斜度，奶瓶里的奶始终充满奶嘴，防止新生儿吸入空气。奶嘴上的孔要与宝宝月龄相吻合，如奶水滴入过快，新生儿来不及咽下，会发生呛奶。如果宝宝中途不吃了，就用手敲敲奶瓶。中断给宝宝喂奶时，轻轻地将手指插入宝宝嘴角即可拿出奶瓶。

4.拍嗝与排气

由于新生儿的胃是水平位置，吸入空气容易出现吐奶。因此，每次喝奶、喝水后，一定要将胃内的空气排出。

拍嗝时肩上要放条小方巾，一手呈空心状，从腰部由下而上轻叩新生儿背部，使新生儿将吃奶时吞入胃内的气体排出，一般拍5～10分钟。若无气体排出，可给新生儿换个姿势，动作一定要轻，继续拍5～10分钟（具体情况因人而异）。

拍完后将新生儿放在床上，应以右侧卧为宜，这样的睡姿利于消化。

因每个新生儿体质不同，故每次拍嗝不一定以拍出嗝为主要目的。有的新生儿拍完后虽不打嗝，但不一定会溢奶；有的新生儿即使拍了嗝也还会溢奶。

吐奶一般在宝宝出生后半个月发生，第1～2个月是吐奶最严重的时期，到第3个月就好多了，到第4个月基本就不会出现吐奶现象了。吐奶一般是一种

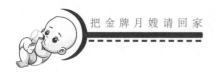

自然生理现象，不算疾病。以下情况的宝宝更容易吐奶。

情况特殊的宝宝：早产儿、先天胃功能差的新生儿和患病的新生儿。

护理不得当的宝宝：吃得太饱、喂奶的姿势不正确、喝奶后体位变化过猛、哭闹时喝奶、奶的流速太快、拍嗝的方法不正确、胃内空气没排空都会出现吐奶的状况。

5.怎样避免吐奶的发生

母乳喂养的新生儿：如果母乳的流量过急，可教会新妈妈倾听新生儿喝奶的声音，不均匀的吞咽声可判断呛奶或吐奶即将发生，可及时停止哺喂，待呼吸均匀后才可继续哺喂。或用手指呈剪刀状夹住乳房上方，阻止奶的流量过快。

人工喂养的新生儿：一定要注意观察第一次哺喂时奶嘴的流量不能过快或过慢，及时调换奶嘴，选用布朗奶嘴，可避免呛奶和吐奶。也可试着减少喂奶量。

情况特殊的新生儿：早产儿和部分新生儿的喉软骨发育不完善，也会发生呛奶和吐奶。要选用防呛奶瓶、早产儿专用奶瓶，将以上各种造成呛奶、吐奶的原因避免后仍然不能解决问题的情况下，要改变睡床的倾斜度，使新生儿的喉咙高于胃的高度，床面要整体倾斜。

新生儿采取右侧卧位而且45°倾斜喝奶，喝完奶不可及时竖抱排胃内空气，要保持喂奶姿势不变10～15分钟。

6.呛奶后的急救办法

新生儿有呼吸的情况下：如新生儿仰卧，立即使其从右侧翻转到俯卧位，微微托起下颚，从下到上轻推后背，并及时擦干鼻子和嘴上的奶，注意不要流到耳朵里，待呼吸均匀后抱起安慰一下。

新生儿没有呼吸的情况下：立即倒提双脚，头朝下拍击背部和脚心，可达到刺激以恢复神志和呼吸的效果。及时排出堵塞在喉咙里的奶液，待发出哭声后怀抱新生儿，擦干其鼻子、嘴里的奶液，并给予安慰。

7.新生儿奶具的消毒

奶具消毒方法：蒸汽消毒法和水煮消毒法。

奶瓶和奶嘴在喂奶前要用专用的奶瓶刷洗刷干净，放在消毒锅消毒。如果没有消毒锅，也可用蒸锅蒸奶具，以达到消毒的目的。还可放在沸水中煮5分钟，然后用镊子取出来备用。

建议多准备几个奶瓶，轮换使用。

8.补充维生素D

从婴儿出生开始，应当在医生指导下每天补充维生素D400～800国际单位（一般医院会发补充剂）。每天补充维生素D是必需的，但正常足月新生儿出生后6个月内一般不用补充钙剂。这是卫生部2012年印发的《母婴健康素养——基本知识与技能（试行）》明确提出的新观点，与以往宝宝一出生就添加钙剂的做法不同，父母应该注意这一变化。

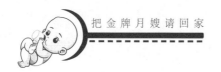

新生儿的护理

1.新生儿的居住环境

清洁，阳光充足，空气流通。

室温：冬季22℃～25℃，夏季26℃～28℃。

湿度：55%左右。

冬季也要保持一定的通风，但应避免风直接吹到新生儿。

温馨提示

新生儿头部和脊椎的肌肉还没发育完善，不能支撑头部，也不能使脊柱保持垂直位，所以新生儿不宜竖着抱。如果需要竖着抱，一定要注意托住新生儿的头和脊椎。

新生儿室内不必过于安静，维持正常环境即可，要让宝宝学习适应外界的环境，但应避免噪声。

不要给新生儿过度的视听刺激，如播放音乐以每次20～40分钟为宜，每天3～4次即可。

不要不停地和新生儿说话，应留给新生儿独处的时间。适当地让新生儿在清醒时先独处一会儿，再同他交流，新生儿会更积极地回应，获得更大的愉悦感。

2.如何判断宝宝为何啼哭

宝宝一生下来就会哭，没有这哭声肺就不会顺利张开，就不会呼吸到氧气。

饿了：表现为持续不断的激烈的啼哭，以手轻触其嘴角会出现觅乳反应，宝宝会迅速转向手指一侧并张开小嘴作吸吮状。

大小便：表现为间断地哭，同时踢蹬双腿，一打开尿布就不哭了。如果这时发现男宝宝小鸡鸡立着那就是要尿了，千万要用尿布接住啊，否则就水漫金山了……

睡姿不舒服：宝宝躺在那里哼唧，头不停地动，可能是睡得不舒服，可帮他调整一下。

想抱抱：排除以上可能性的话，那就抱起来看看，有时候宝宝只是想让大人哄一哄，陪伴一下。

3.大小便护理

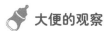 大便的观察

母乳喂养的宝宝大便外观呈黄色或金黄色，稠度均匀如膏状，有一股甜酸气味，但不臭。偶有颗粒状奶瓣，或微带绿色，每日3～5次，有时也可达6～7次。如大便为绿色稀水样，提示有饥饿性腹泻，需增加奶量。

吃配方奶的孩子，大便次数少、干，正常时每日1～2次。大便一般呈青黄色、黄棕色至绿色，都属正常。

单就大便而言，不能说这种大便好、那种大便不好，只要孩子生长发育正常，不用在意大便的色泽与性状。

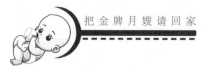

小便的观察

新生儿一般在出生后6小时排尿，也有时间长的，36小时内排尿都属正常。最初量少，每日4～5次，随着吃奶量的增加，每日可达10多次。尿液的正常颜色呈微黄色，一般不染尿布，容易洗净。如果尿液比较黄，染尿布，不易洗净，就要做尿液检查，看是否有过多的胆红素排出，以便确定胆红素代谢是否正常。

大小便的护理

每次大便后一定要清洗外阴部，水温不宜太热，尽量用流水清洗，避免细菌感染。洗后用宝宝专用抽纸巾揾干。

女婴一定要用流水清洗臀部，应从前往后淋着洗，以免污水逆流进入阴道，引起感染。

小便后不需要每次都冲洗外阴部，前半个月尽量不用尿布，避免尿布没能及时更换时损伤新生儿的皮肤，破坏臀部表面的天然保护

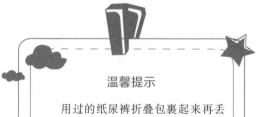

温馨提示

用过的纸尿裤折叠包裹起来再丢掉，既卫生又可防止臭味外溢。当发现纸尿裤经常会将宝宝的大腿勒出红印子或者胶带围不过来了，就该更换大一点儿的型号了。

膜，发生臀红和尿布疹。

4.新生儿黄疸的护理

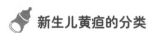 新生儿黄疸的分类

●生理性黄疸

60%的新生儿在出生后2～5天皮肤会出现发黄现象，白眼球微带黄色，小

便也发黄，这是生理性黄疸反应。出生后4～5天时最重，10～14天消失（也有持续3～4周的，早产儿多见）。

黄疸的产生与新生儿胆红素代谢的特点有关。新生儿红细胞的寿命比较短，只有70～90天，红细胞破坏得多，胆红素产生得就多；而肝细胞转运胆红素的蛋白要到出生后5～10天才能达到正常水平，所以出生后最初几天胆红素的转运功能还不足；而且新生儿肝脏酶系统发育还不完善，产生的胆红素不能及时转化；刚出生的新生儿肠道无菌，也会影响胆红素的代谢。这些因素的综合结果使新生儿血液中胆红素增多而发生黄疸。由于这只是一种暂时的现象，所以称为"生理性黄疸"。生理性黄疸一般都是轻度的，如果孩子没有其他异常，家长就不必担心。

一般是从头开始黄、从脚开始退，而眼睛是最早黄、最晚退的。所以应先从眼睛观察，还可以按压皮肤任何部位，只要按压的皮肤呈白色就没关系，是黄色就要注意了。如果觉得宝宝看起来越来越黄，精神及胃口都不好或发热、哭闹等，都要去医院检查。

另外，要注意观察宝宝大便的颜色，如果是肝脏、胆道发生问题，大便会发白。再加上身上突然又黄起来，就必须看医生。

●母乳性黄疸

由于母乳中含有孕二醇激素，它可以抑制新生儿血液中的胆红素，使其排不出去、浓度增加，致使黄疸发生。

●病理性黄疸

溶血性黄疸：一般是妈妈和孩子的血型不合引起的，以妈妈血型为O型，丈夫是A型、B型或AB型为例，就有发生ABO血型不合溶血病的可能，一般

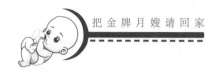

在出生后24小时内出现。轻者需照蓝光治疗，重者需换血，移除血清中的特异性抗体、致敏红细胞和胆红素。溶血性黄疸的实际发生率不高。

感染性黄疸：病毒感染多为宫内感染，以乙型肝炎病毒感染最常见。细菌感染以败血症黄疸最多见，特点是生理性黄疸持续不退或生理性黄疸消退后又出现持续性黄疸。皮肤黄染较深，连足底皮肤也较明显。生后无黄疸产生，而在出生半个月后出现。

黄疸正常值：足月新生儿正常值不超过12毫克，早产儿不超过15毫克。如果宝宝胆红素水平太高，没有采取任何治疗措施，并且持续升高，可能会对宝宝的神经系统造成永久性伤害。

新生儿黄疸的护理

主要是多吃、多排泄、多晒太阳。新生儿出现黄疸后会比正常时睡得多，需要经常唤醒他，并且促使他吃奶，让他多喝水，也可吃点妈咪爱助消化，目的是让宝宝多吃、多喝、多拉、多排泄，将体内的胆红素尽快排出。多吸收阳光有助于黄疸的消退（注意宝宝眼睛不能直射）。

两周后如没有明显消退，可停母乳3天，如果减轻了就可以判断是母乳造成的。母乳性黄疸一般不会影响小儿健康，一般需要继续哺乳，而且要勤喂，一天8～12次，这样可以促进肠蠕动及大便排泄，有利于黄疸消退。

如超时不退或黄染过重者，可遵医嘱服药和护理。

如果是病理性黄疸，新生儿精神状态明显不好，有时候还出现双眼往一个方向凝视或者惊叫、抽搐，可采用光照疗法（以下简称"光疗"）。研究表明，胆红素能够吸收光线，通过光线照射可加速游离胆红素氧化分解，促进胆红素清除和排泄，降低血清未结合胆红素浓度。光疗时将新生儿脱光平放于光疗箱中，用黑布遮盖双眼和会阴部位，用单光或双光照射。

光疗的注意事项较多，主要应注意：光疗的时间一般定为24~48小时，不宜超过3天。

5.脐带护理

消毒方法：用75%的医用酒精和医用棉棒消毒，每天2~3次。

每次至少用5根棉签，先把棉签夹在一只手的指缝处，提起脐带残端，由脐根到脐轮，依次由里向外顺时针方向转圈擦拭消毒，擦完一根放在另一个指缝处。

消毒时不必担心宝宝会疼痛，因为脐带部位没有神经。

脐带一般3~14天脱落，但因结扎手法不同，也有20多天才脱落

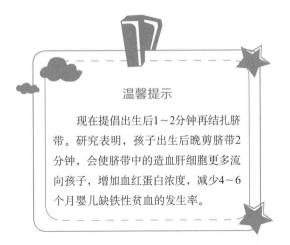

温馨提示

现在提倡出生后1~2分钟再结扎脐带。研究表明，孩子出生后晚剪脐带2分钟，会使脐带中的造血肝细胞更多流向孩子，增加血红蛋白浓度，减少4~6个月婴儿缺铁性贫血的发生率。

的。脐带脱落后，脐窝处会有些潮湿和分泌物，应再多消毒几天。

6.眼部护理

新生儿眼部分泌物多有两个原因：一是新生儿的泪囊发育不完善；二是在分娩过程中，胎儿经过产道时，眼睛易被细菌感染。有些新生儿眼部分泌物很多，所以出生后要注意眼部护理。

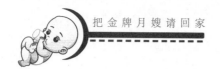

平时要用专用的小毛巾给新生儿洗脸和清洁眼部，不要用手直接触摸新生儿的眼睛。

如果新生儿眼部有分泌物，要用医用棉签轻放在分泌物上，转动棉签即可带走分泌物。

使用方法：先洗净双手，用清洁棉球蘸水，擦拭掉分泌物再滴眼药（使用何种眼药请遵医嘱）。

新生儿眼部如果出现很多脓性分泌物，并伴有眼睑红肿、结膜充血，就应该到医院就医，做出正确的诊断后对症治疗。

严重的眼炎可导致角膜溃疡，甚至穿孔，造成失明。

有的新生儿眼睛不断流泪，总是泪汪汪的，可能是一只眼，也可能是双眼。出现这种情况应该考虑到可能是鼻泪管不通造成的，应及时就诊。

7.鼻部护理

新生儿的鼻腔经常会有分泌物堵塞鼻孔，影响呼吸。可用小棉签蘸水湿润鼻腔内分泌物的干痂，再轻轻按压鼻根部，然后用棉签取出。

8.给新生儿洗澡

洗澡时间：喂奶后1小时左右，以避免挪动宝宝身体时引起溢奶。

洗澡环境：室温24℃～28℃。水温38℃～40℃。可用水温计测量，或用肘部测试。洗澡时不能用浴霸，因为会伤害宝宝的眼睛，可选用暖风机等提高温度。

用品准备：澡盆、温度计、浴液、小毛巾、干净衣服、包被、尿不湿、爽身粉、酒精、消毒棉签等。

洗澡方法：先洗眼睛、脸部、耳朵，再洗头，然后把宝宝放在水盆里洗身体，主要是脖颈处、腋下、大腿根部。夏天，洗澡水里最好滴几滴宝宝金水，可预防痱子的发生。可以在颈下用些爽身粉，但一定要少量，过量爽身粉会和新生儿汗液混合，对皮肤造成刺激。另外，无论男宝宝还是女宝宝，都不宜在外生殖器处使用爽身粉。洗完后将宝宝抱出浴盆，放在干浴巾上，吸干水分。脐带未脱落前不宜在水中浸泡，时间不超过10分钟。用消毒棉签处理脐部，保持脐部干燥、清洁。

宝宝出生时，在皮肤表面有一层油脂，如果长时间不洗头，头上的分泌物加上灰尘聚集在一起可形成污垢。所以，要勤给宝宝洗头。一周用两次洗发液就行了，平常用清水洗。

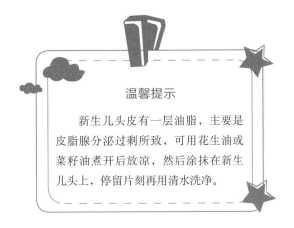

温馨提示

新生儿头皮有一层油脂，主要是皮脂腺分泌过剩所致，可用花生油或菜籽油煮开后放凉，然后涂抹在新生儿头上，停留片刻再用清水洗净。

洗澡后给宝宝喂一些白开水，不要马上喂奶，这对消化有好处。在洗澡时宝宝外周血管扩张，内脏血液供应相对减少，这时马上喂奶会使血液向肠胃道转移，影响消化功能。

经常给宝宝洗澡，不仅能清洁皮肤，还能促进全身的血液循环、增进食欲，有益睡眠，可促进新生儿发育。

9.新生儿衣物的清洗

要用新生儿专用的洗衣液单独清洗，切不可和大人的衣物同洗。无须高

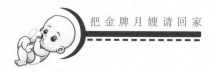

温消毒，将衣服放在阳光下晾晒，通过阳光中的紫外线照射即可。应及时将晾晒的衣物整理归位。

尿布消毒不合格可造成感染，要用高温法、紫外线照射法。切不可使用消毒液消毒，药液会在织物上残留，会导致新生儿的皮肤过敏。

10.满月是否要理胎发

婴儿头部表皮的角质层、透明层、颗粒层都很薄，皮下血管丰富，防御功能差，对外界的抵抗力差，剃胎毛很容易伤害到头皮表层，导致感染。因此不提倡剃胎毛。

11.新生儿何时接种疫苗

乙型肝炎：出生24小时注射一次乙肝疫苗，30天和6个月时再进行第二次和第三次注射。

结核病：新生儿出生3天接种卡介苗。

新生儿抚触

1.抚触的好处

●可以刺激宝宝的淋巴系统，增强抗疾病能力，有利于宝宝发育。

●可以改善宝宝的消化系统，增进食物的消化与吸收。

●可以安抚宝宝的不安情绪，减少哭闹。

●可以加深宝宝的睡眠深度，延长睡眠时间。

●能让宝宝感受到爱护和关怀。

2.抚触方法

房间保持适当的温度，25℃左右为宜，抚触时间20分钟左右。可放一些柔和的音乐。

把抚触油倒于掌心，并相互揉搓，使双手温暖。

步骤：前额—下巴—头部—胸部—腹部—上肢—下肢—背部—臀部。

●前额：将双手大拇指放在新生儿的双眉中心，其余4指放在头的两侧，拇指从眉心向太阳穴的方向按摩。

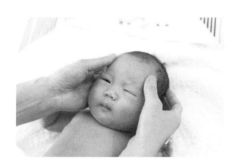

●下巴：两拇指指腹从下颌中央分别向外上方滑行至耳前，让上下唇形形成微笑状。

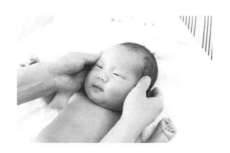

●头部：左右手交替做，用指腹从头的前发际滑向后脑，直至耳后。

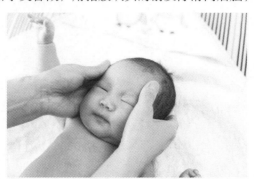

●胸部：两手交替做，由胸部外下方向对侧上方推进至肩部，在胸部做一个大的交叉。

●腹部：两手交替作，从右下部开始向右上部—左上部—左下部做顺时针滑行。

温馨提示

如宝宝腹泻，腹部逆时针按摩。

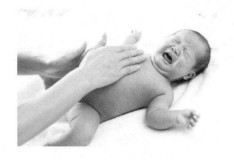

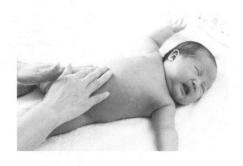

●上肢：全面抚触上肢皮肤，边挤压边按摩，再滑到手掌、手指。

握住宝宝的手，轻缓地向两侧展开与肩膀齐平，然后将双臂轻轻拉回，一上一下交叉抱拳两分钟（也可以半分钟）。

●下肢：按照上肢的抚触方法进行。

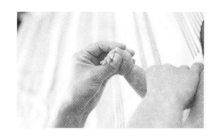 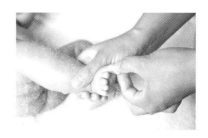

●背部：以脊椎为中心，双手同时向外侧滑行，从上至下，双手遍及整个背部。

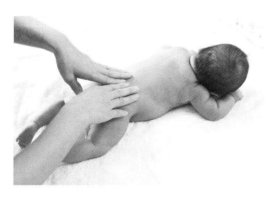

●臀部：两手在小儿臀部做弧形抚触。

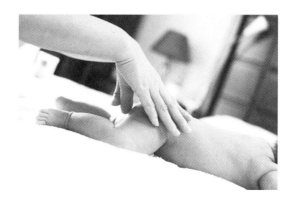

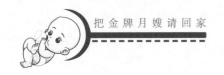

早产儿的护理

体重：最小的有1千克，一般都在2.5千克以下。

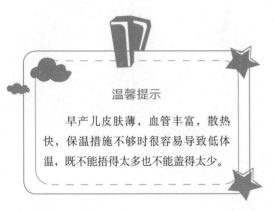

温馨提示

早产儿皮肤薄，血管丰富，散热快，保温措施不够时很容易导致低体温，既不能捂得太多也不能盖得太少。

外表：皮肤颜色粉红、薄而透明发亮，可以看到皮肤下的血管，皮肤松弛、皱纹多。女婴大阴唇常不能遮盖小阴唇；男婴的阴囊只有少数皱褶，睾丸多数没能降入阴囊。

呼吸：呼吸中枢还没发育成熟，常有呼吸间歇或呼吸暂停。还有肺发育也不成熟，肺的扩张受限制，常出现青紫，尤其是小于孕35周出生的更易发生。

体温：皮下脂肪少，容易散热，所以容易受到外界的影响。

消化：吃奶要比足月孩子慢，因胃容量较小，容易呛奶、吐奶，引起吸入性肺炎。

不同月龄的宝宝一天中清醒的时间和状态也是不同的，如胎龄小于28周的早产宝宝，在出生后几周内很少清醒；胎龄28～30周出生的刺激他可以有短暂的清醒；大于32周的不给刺激自己可以醒来；35周以上的就可以和足月宝宝一样了。

早产宝宝由于神经系统发育不成熟，对吸吮、抓握等神经反射没有反应，但随着宝宝月龄的增加，这些反射会增强。

双胞胎的护理

双胞胎的照料开始时确实很麻烦，但到了两个孩子互相认识以后，就会成为玩友而形影不离，比其他家庭的独生子更加快乐，且能更早地学会合作。对父母来说，虽然照顾孩子很费工夫，但却能得到来自孩子双份的快乐。

双胞胎体重低于5斤的比较多，所以在医院一般作为未成熟儿处理。当孩子体重超过5斤且其他方面都正常时，就可以出院回家了。

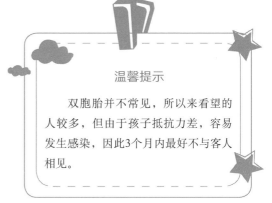

温馨提示

双胞胎并不常见，所以来看望的人较多，但由于孩子抵抗力差，容易发生感染，因此3个月内最好不与客人相见。

如果有母乳，最好两个孩子都母乳喂养，如果混合喂养要让体弱的一个吃母乳，体重赶上后同时混合喂养。

因为双胞胎也可以认为是未成熟儿，所以在最初3个月比普通宝宝长得要慢些，喂奶粉时达不到标准量也不用担心。

新生儿五项行为训练（智力开发）

1.大动作训练

被动操、游泳、俯卧抬头、拉坐、爬行、迈步等，能促进大脑感官的发展，也可开发智力潜能、激发快乐情绪。

 新生儿被动操

研究表明，小宝宝做操对体格和智力发展均有促进作用。

步骤：

扩胸运动：双臂平伸于身体两侧。

伸展运动：双臂上举至头两侧。

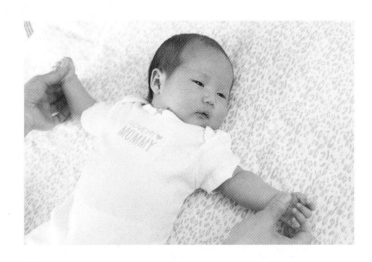

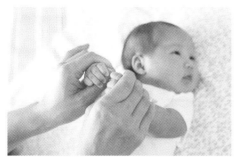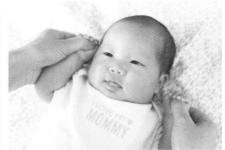

屈腿运动：令双腿膝关节上抬，然后伸直并拢。

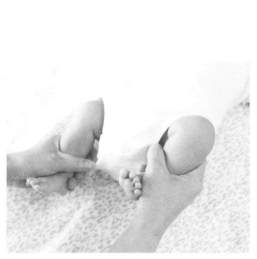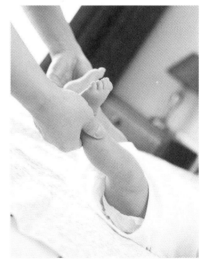

抬腿运动：双腿伸直举至与身体呈90°再慢慢放下。

转手腕：一只手握住新生儿的前臂，另一只手握住新生儿的手掌，顺时针慢慢转动掌心，再逆时针缓缓转动，然后换另一只手。

转脚腕：一只手握住宝宝一侧小腿，另一只手握住脚心，逆时针缓缓转动，再换另一只脚。

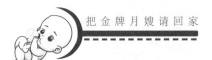
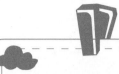

温馨提示

避免在过饥或过饱的状态下进行，最好在喂奶后1小时。一旦宝宝哭闹，应停止。

翻翻身：把宝宝一侧的手臂放平，一手扶住宝宝的手臂，一手搬动宝宝的背部，慢慢地翻动宝宝身体，呈俯卧位，锻炼颈部抬头，1分钟左右翻回来。

做完操后换块干净的尿布。

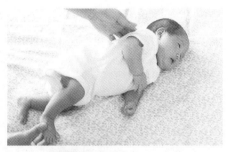

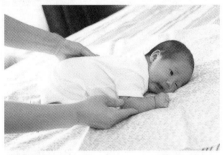

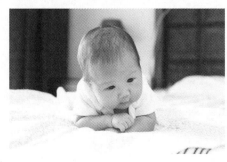

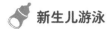 **新生儿游泳**

游泳的好处：

●促进大脑对外界的反应能力、四肢的灵活性和柔韧性。

●增加肺活量。

●增加消化系统的吸收能力。

●促进血液循环，预防心脏病。

●提高身体抵抗力。

●发展皮肤触觉。

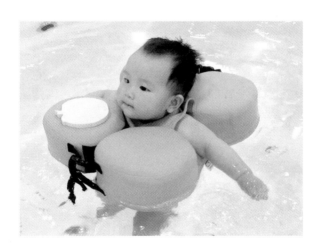

游泳方法：

●宝宝出生后就可以游泳。要在喂奶后1小时进行，不能空腹。

●准备用品：游泳桶、泳圈、干净衣服、尿不湿、浴巾、水、酒精、消毒棉签等。

●游泳圈最好买正规品牌的，安全第一，不正规的容易漏气或有可能大小

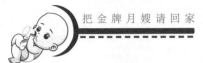

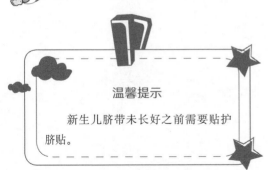

不合适。游泳桶要定期消毒。

●水温36℃，室温28℃。

●时间：7分钟左右。

●水深：60厘米，以新生儿的足不触到桶底为标准。

●注意事项：必须有专人看护，特别是出生5～7天的新生儿。

●检查游泳圈是否漏气；戴游泳圈时要两个人互相协助。宝宝的下巴部位要放在预设位置上，大人两手托住宝宝。

●入水时应缓缓进入，游泳结束后注意保暖。

爬行训练

锻炼宝宝的头颈部及背部肌肉，促进四肢伸展，增强体质。训练宝宝颈部力量，以便尽早把头竖起来，可以扩大宝宝的视野，促进宝宝的智能发育。

让宝宝呈俯卧位，趴在一张硬板床上，妈妈双手推动宝宝的脚心，帮助宝宝向前爬行。

拉坐

锻炼大小肌肉群的运动能力，锻炼头颈部的控制力。让宝宝平躺，妈妈把自己的两个大拇指放到宝宝的小手心，宝宝自然会抓住妈妈的大拇指，妈妈可以用另外四个手指攥住宝宝的小手慢慢向前拉起，至宝宝慢慢坐起，再轻轻放下。

翻滚

锻炼方向感和控制力，促进身体发展。

在硬板床上铺个干净的被单，把宝宝的两个手臂抱在胸前，搬动宝宝后背，进行翻滚，滚到床的一头边上，再回过来继续翻滚，重复做，直到宝宝累了为止。

 迈步

出生8～56天的宝宝具有一种先天的本领——行走反射，过了这一阶段反射就会消失。如果加以训练，宝宝可在10个月左右提前学会走路。早期站立行走，视野比躺着大，认知能力大大加快，更重要的是可促进宝宝大脑发育和智力开发。但也有一些医生不鼓励婴儿提早学走路，他们认为让婴儿多爬对智力和身体协调性的发展更好。

正常情况下，从出生第8天开始，每天可做3～4次迈步训练，每次不超过3分钟。

2.精细动作训练

当你用手指触及新生儿手掌时，你的手指立即被紧紧地抓住不放。如果让新生儿两只小手握紧一根棍棒，他甚至可以使整个身体悬挂片刻。这种反应被称为"抓握反射"，是新生儿先天条件反射的一种。抓握反射在出生后第5周达到最强的程度，3～4个月时消失。抓握训练可锻炼宝宝的手眼协调能力，可让宝宝抓握大人的手指、玩具。抚触等可刺激宝宝的神经末梢，有助大脑发育。此外，还可以做其他训练。

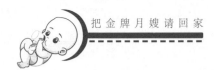

做游戏：看脸谱或图片、数字等，培养认知能力；摸摸小手、挠挠脚心，促使宝宝做蹬腿动作；把宝宝的小手拿到他的胸前告诉他："宝宝，瞧瞧，这是你的小手，宝宝的小手多漂亮！"

吸吮小手也是自我认识的一个重要发展过程，妈妈应允许宝宝这样做，把宝宝的手洗干净就行。

3.语言能力训练

用亲切、温柔的声音与新生儿说话，可以用儿歌、诗词或安抚性语言等。距离20厘米左右，面对着宝宝，让他能看到你的口型，试着对他发"a""o""e"的音，可促进宝宝语言的协调发展，让宝宝尽快发音。

有些妈妈和宝宝交谈时会将常用的名词、动词改成重叠词，如将"吃饭"说成"吃饭饭"等，从表面上看好像符合婴幼儿发音的特点，其实这样不利于宝宝的语言发展。

父母表达的方式和水平既是最早对婴幼儿输入的语言信息，也是宝宝学习模仿的范例。如果父母经常用这种儿语与宝宝交流，久之就会成为宝宝的主要语言之一。所以，父母应尽量用正确、规范的语言与宝宝交流。

4.社会适应行为训练

要多逗乐宝宝。家长是宝宝的第一社交对象，宝宝和家长形成什么样的关系，直接影响宝宝和其他人的交往模式。

新生儿一般在出生第10~20天学会笑。让宝宝经常笑，会使宝宝更容易开放心理空间，接收更多的外界信息，有利于培养良好的情绪。

5.视觉和听觉训练

视觉、听觉、触觉、嗅觉从生命一开始就有了。

视觉：新生儿出生后有光感，3～4天有视觉，但只能清楚地看到20厘米远的物体，眼睛可跟随移动的彩色物体转动。

听觉：出生3天后可听得很清晰，会寻找声源。

触觉：愿意躺在妈妈的怀抱里。

味觉：能分辨甜味和苦味，如糖水、中药。

嗅觉：新生儿嗅觉比较灵敏，特别对母体气味最敏感。

视觉训练

在宝宝床上方20厘米处挂一些鲜艳的、色彩分明的挂饰，以促进宝宝视觉能力的发展。一边和他说话，一边让他注意你，再慢慢离开宝宝视线，看他是否用眼睛追随。

0～3个月的宝宝接受色彩对比强烈的黑白视觉训练，可加快大脑及神经功能的发育。距离15厘米～20厘米进行注视训练，每张闪卡用5～10秒即可。

听觉训练

可给宝宝播放一些轻柔、舒缓的音乐（以古典音乐为佳），也可播放儿歌、故事、诗词朗诵等。音乐能有效刺激大脑神经系统发育，尤其是在大脑发育的高峰期（胎儿和婴幼儿时期）。音乐充满动感的节奏、多变的声波等，更容易被婴幼儿所接受。选择一些适合宝宝的童谣、儿歌等，宝宝就会慢慢迷上音乐，形成良好的音乐修养，对语言的发展也有好处。

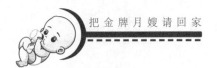

开始时最好对着小宝宝的右耳讲话，因为右耳比较敏感，它与左脑语言思维相连，有益于宝宝的智力提升。

念儿歌：多收集一些儿歌，把它背下来，比如"小老鼠，上灯台""1像铅笔能写字"等。

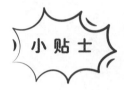

宝宝天生个性不同

首先，表现在哭闹上。从产后开始，爱哭的与不爱哭孩子就可以区分出来。爱哭的孩子稍稍饿了就哭，听到声音睁开眼就哭，尿湿了、热了、困了，有一点儿不合适就哭；相反，也有几乎不哭的孩子，肚子要不是很饿就不哭。

其次，有的宝宝一天大便十多次，有的一天只排一次便。

最后，孩子吃奶方式并不固定，多数宝宝一天吃 7 ~ 8 次，而有的只吃 5 次。吃完奶后，有的将吃多的那部分吐出来，有的根本就不吐。

看你家宝宝是什么血型

A＋A→A、O；　　　　　A＋B→A、B、O、AB；

A＋O→A、O；　　　　　A＋AB→A、B、AB；

B＋B→B、O；　　　　　B＋O→B、O；

B＋AB→B、A、AB；　　　O＋O→O；

O＋AB→A、B；　　　　　AB＋AB→AB、A、B。

如果爸妈都是O型最省事，宝宝都不需要查血型了。

如果一个A、一个B，组合就会很多。

新生儿常见病、异常情况处理

1.新生儿湿疹

主要症状：脸颊出现针头般大小的疙瘩，对称性分布，严重时会发展到头皮、躯干和四肢。大多数宝宝会有非常明显的瘙痒感。宝宝会因此哭闹、烦躁，甚至睡眠不好，严重时会流黄水、糜烂。

致病原因：过敏体质、空气不新鲜、湿度过大、温度突然升高、接触了化纤物品。

预防及护理：首先排除诱发原因，避免接触化纤衣物等容易

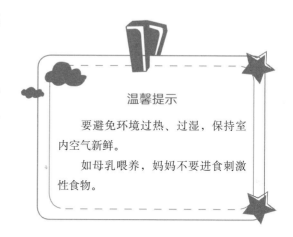

温馨提示

　　要避免环境过热、过湿，保持室内空气新鲜。

　　如母乳喂养，妈妈不要进食刺激性食物。

引起过敏的物品。新生儿的衣物要选柔软、舒适、没有刺激性的纯棉制品。

治疗方法：避免诱发原因。可用肤乐霜搭配艾洛松混合涂抹，不严重的按3∶1的比例使用，每天两次；比较严重就全用艾洛松，每天1次，一般2天见

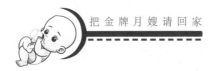

效，5天痊愈。也可将肤乐霜和醋酸地塞米松乳膏一起用。

治疗湿疹小偏方：

●花椒或菊花、金银花熬水，放凉，用医用纱布蘸水敷脸，一日数次。

●马齿苋30克、冬瓜皮20克、金银花10克、龙胆10克、荷叶10克、牡丹皮15克、生侧柏叶15克，用开水冲开放凉洗脸可去湿疹。

2.新生儿痱子

主要症状：红色小红疹，红疹顶端有尖细的小水疱。热时严重，凉时减轻。

致病原因：室内过热、潮湿、通风差、包裹太厚汗液排出不畅引起。

预防及护理：室内通风、凉爽（避免燥热）；保持皮肤清洁干燥，尽量少穿或少包裹衣物，如屋里温度合适，最好只穿一个小肚兜，让皮肤通风透气；适量喂水。

小偏方：苦参、黄连各5克，加200毫升水熬到剩100毫升，加入洗澡水里，可治疗红疹。用绿茶泡水加入洗澡水里洗澡有消炎去火作用，可治疗红疹和湿疹。

3.鹅口疮

主要症状：出生不久的宝宝，常常会不明原因地哭闹、拒食。此时检查宝宝的口腔，往往发现新生儿口腔内黏膜、舌头或颊部有成片的雪白色乳凝状斑片，这在医学上称为"鹅口疮"，又叫"雪口"。

初期常在舌面上出现白色斑膜，继而蔓延到牙龈和颊外，发病处有斑片白膜，周围黏膜充血。发病时口腔有灼热刺痛感。严重时斑膜可波及咽喉、气管或肠道黏膜，有时可引起发热、呼吸困难或腹泻。患有此病的宝宝因吃奶时会有刺痛感，因此经常哭闹不安或不愿意吃奶。

致病原因：准妈妈产道有念珠菌感染。白色念珠菌通常寄生在人体的皮肤、肠道，以及女性的阴道中，如果准妈妈孕前有白色念珠菌阴道炎，那么就要及时治疗。有统计表明，正常新生儿的鹅口疮有99%是出生经过产道时接触到妈妈阴道附近的念珠菌而造成的。还有就是乳具消毒不严，新妈妈乳头不洁或喂奶者手指污染所致。或见于腹泻，使用广谱抗生素或肾上腺皮质激素的患儿。

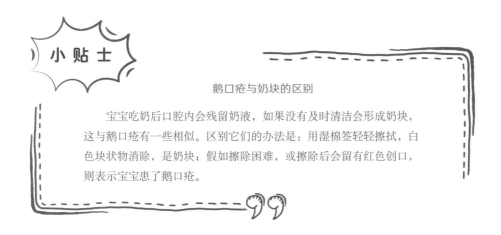

小贴士

鹅口疮与奶块的区别

宝宝吃奶后口腔内会残留奶液，如果没有及时清洁会形成奶块，这与鹅口疮有一些相似。区别它们的办法是：用湿棉签轻轻擦拭，白色块状物消除，是奶块；假如擦除困难，或擦除后会留有红色创口，则表示宝宝患了鹅口疮。

治疗方法：局部可用制霉菌素。先将制霉菌素50万单位碾成细末，平均分成4份，每次用1份，直接倒入患儿的口腔内，不喂水，让宝宝自己用舌头搅拌，使药物与口腔黏膜充分接触。一般每天2次，几天后鹅口疮就会荡然无存。

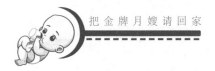

可以尝试的外用偏方：

外涂红糖治鹅口疮：红糖研末30克，取适量涂于患处，每日4~6次。

生姜蜜汁治鹅口疮：取蜂蜜30毫升、生姜汁10毫升，混匀后涂在患处，每日2~3次。

预防：妈妈及宝宝的看护人员都应该注意个人卫生，每次接触宝宝以前要把自己的手洗干净。对于已患鹅口疮的宝宝，妈妈喂奶前应该洗手，并用温水擦干净自己的乳头；如果是人工喂养，应注意奶具卫生，要严格消毒，操作要正确，避免污染。

4.脐炎、脐部出血

主要症状：如果脐带周围皮肤出现红肿，脓性分泌物增多，伴有臭味，那么脐部就是发炎了。轻微的红肿还可以补救，消毒一定要彻底，多做几次；又红又肿就要去医院了，治疗不及时可引起败血症。

预防及护理：每日观察脐部有无红肿，消毒要彻底，避免尿液污染肚脐。如果症状轻就每天多消毒几次（3~4次），严重就要及时到医院处理。

有部分新生儿会出现脐部渗血的现象，每次消毒后要用干棉签按压3分钟，此现象会逐渐减轻，数次之后渗血消失。如不见明显效果，可在消毒后用碘酒涂抹，也可达到止血的效果。

5.脐疝

主要症状：当啼哭和用劲时，脐部鼓起来，胀得很大，通常是因为宝宝腹腔内的压力增大造成的。在绝大部分病例中，脐疝既不疼也无害。

致病原因：脐带部周围肌肉发育不完善，腹压增高时就会有肠管从脐带部膨出，压力减小就自己回去。有此情况也不要着急，用纱布做成小块固定在脐部，哭时顶不起来就慢慢回去了。尽量减少宝宝哭闹。

治疗方法：虽然脐疝看起来很吓人，有的宝宝脐疝鼓起时像李子般大，但只要鼓出部分是软的，按压能缩回去，而且宝宝也没有觉得不舒服，这种脐疝一般就不会有问题。

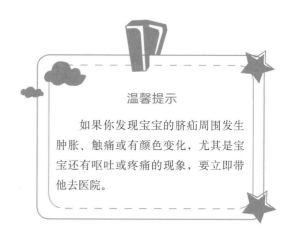

温馨提示

如果你发现宝宝的脐疝周围发生肿胀、触痛或有颜色变化，尤其是宝宝还有呕吐或疼痛的现象，要立即带他去医院。

可以用一个略大于肚脐的硬币，用布包好放在肚脐上，稍微地加压包扎，压在凸起的肚脐上，有助于脐疝愈合。

宝宝的脐疝一般会在两三岁前自行消退，但也有些宝宝的脐疝到5岁才能愈合。一般5岁以上有脐疝就需要手术治疗了。

6.红臀、尿布疹

红臀是尿布疹的初级表现。如果护理得当，就可以不发生红臀，即使发生了也可将其消灭在萌芽之中。

主要症状：会在臀部出现很多小红疹，严重时表皮肿胀、破损、流水。

致病原因：一是宝宝肠胃发育还不成熟，肛门括约肌发育还不够完善，造成食物消化不好、漏屎的现象，大便经常在肛门的周围沤着，会导致皮肤

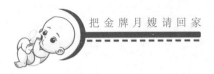
被细菌感染，待新生儿不断发育，此现象就会逐渐减轻和消失。

还有就是由于妈妈是寒性体质，可能过于凉了。也就是说妈妈吃了寒凉的东西或者妈妈体内寒气重，所以奶也是凉的，新生儿吃母乳后就会出现漏屎的现象。母乳喂养的宝宝很多都是这样。给妈妈驱寒的食疗方法是：用麻姜油烹调食物和煲汤，去掉体内的寒气就会好些。妈妈要注意少吃青菜。宝宝添加辅食后会好些。

处理方法：如发生红臀或尿布疹，换纸尿裤时可让臀部多晾一会儿，以保持干燥，然后用医用棉签涂擦鞣酸软膏。如果出现破皮现象，不要涂抹药膏，用炸花椒的油涂抹患处效果会更好，严重时可用淡茶水冲洗。

小偏方：将紫草10克，色拉油100毫升，放入碗里，在锅里蒸半小时，放凉涂于患处。

7.消化不良、腹胀

 消化不良

主要症状：拒食、拉绿色粪便、腹胀、呕吐及哭闹不安，或伴有发热等症状。

致病原因：宝宝消化系统的发育还不成熟，胃酸和消化酶的分泌较少，加之神经系统对胃肠的调节功能较差，极易出现消化不良的情况。

预防方法：

●喂奶要定时，一次不可喂太多；如果是喂配方奶，两次喂奶中间要让孩子喝点儿白开水；延长喂奶的间隔时间，让肠胃休息休息。

●尽量母乳喂养。

●晚上要给孩子盖好肚子，防止受凉。

 腹胀

主要症状：腹部隆起且硬，拍击有"咚咚"的声音，并伴有睡眠差、爱哭闹的现象。

致病原因：由于新生儿腹壁肌肉薄、张力低下，且消化道产气较多所致。也可能因为哭闹时间过长，洗澡、抚触时着凉，喝了凉的奶，妈妈吃了凉性食物。

处理方法：用微波炉把干毛巾加热（注意温度不要太高，以免烫伤宝宝），覆盖在宝宝腹部，反复几次即可。

8.新生儿肠干（便秘）

主要症状：便秘多发生在人工喂养儿的身上，主要表现为几天排一次大便，大便硬结，排出困难。

处理方法：两次喂配方奶之间要喂水，做腹部按摩（顺时针），也可服用妈咪爱调节肠胃。

9.新生儿腹泻

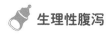 **生理性腹泻**

生理性腹泻都发生于母乳喂养的宝宝，有的宝宝出生后不久就出现黄绿色的稀便，大便次数也多，有的每天可达十几次，有时放屁都会进出屎来，但

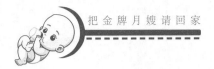

精神、食欲都很好，体重逐日增加，生长发育也不受影响，没有病态。所以这种腹泻称为"生理性腹泻"，不必处理。随着年龄的增长，添加辅食后腹泻可自然消失。

如发现宝宝大便有奶瓣，可服用妈咪爱，或者延长喂奶的间隔，让宝宝充分消化。

病理性腹泻

由于细菌、病毒或真菌引起的，称为"感染性腹泻"。真菌引起的腹泻大便为黄色稀薄或绿色，多泡沫，有黏液，呈豆腐渣样、蛋花汤样。患有这种腹泻的小儿多数有发热、呕吐症状，粪便有异常臭味，含有黏液或脓血，如不及时治疗腹泻会持续加重。

处理方法：仔细观察宝宝大便的性状、精神状况、体重增长的情况，并且要取宝宝一小时内的新鲜大便到医院做常规检查，其中不得掺杂尿液，经医生检查后，方可诊断是否为病理性腹泻。

10.肠绞痛

主要症状：宝宝出生约两周时常出现突然的哭闹，烦躁不安，频繁地哭，哭起来可以持续2~3小时，多在下午或在傍晚时，也可在晚上。宝宝可四肢屈曲，全身肌肉不能放松，容易受惊，但查不出疾病，这是肠绞痛。一般到3~4个月时此现象减轻，以至完全消失。

处理方法：睡前可放一些轻柔的音乐，有催眠作用。如孩子不能自己入睡，可以轻轻抚摸他。慢慢地缩短睡前爱抚的时间，使孩子慢慢过渡到自己入睡。

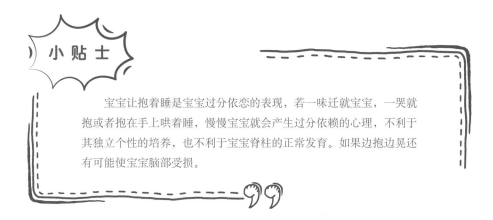

11.泪囊炎

刚出生的宝宝是没有眼泪的，如果你的宝宝一出生眼睛就泪汪汪的，很可能是有泪囊炎。

主要症状：新生儿泪囊炎是比较常见的眼病，表现为宝宝的眼睛经常会是泪汪汪的，眼睛里有许多脓性分泌物流出。发病年龄可早可晚，有的是出生第一天就有症状，有的大概1周后或者1个月以后出现。

致病原因：新生儿泪囊炎多由鼻泪管阻塞引起。人的泪道是由泪小管和泪囊组成。胎儿时期，鼻泪管下面有一层薄膜，绝大多数宝宝在出生时，鼻泪管膜组织是完美无缺的，在泪腺开始分泌之前就会破裂。如果这层薄膜没有破裂，那么，在泪腺开始分泌之后，泪也就滞留在泪囊内，泪液长期堵塞在管道内，刺激管道黏膜并引起细菌感染，就会引起泪囊炎。

处理方法：因为新生儿泪道仍处于发育的阶段，所以应该先采取保守治疗法。一般是在局部用抗生素眼液点患眼，并配合做大眼角皮肤（泪囊部）按

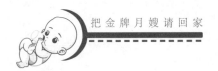

摩，促使泪液往鼻泪管方向流动。在孩子患眼的鼻梁侧由上向下顺序进行适度的泪囊区按摩，每天做2～3次；病情较重者可增加至4～6次，每次1分钟。治疗一段时间后薄膜就会自行破裂，泪道也就通畅了。

如果经过一段时间后症状仍未缓解，可以去医院加压冲洗泪道，将薄膜冲破。

12.新生儿肺炎

新生儿肺炎主要表现为呼吸急促、费力，或呼吸不规则，咳嗽，有不同程度口周、鼻周发青。部分足月新生儿可有鼻翼翕动等症状。

新生儿肺炎分两类，一类是吸入性肺炎，另一类是感染性肺炎。吸入性肺炎包括羊水吸入性肺炎、胎粪吸入性肺炎、乳汁吸入性肺炎。比如羊水吸入、胎粪吸入是宝宝在妈妈围产期间吸入羊水和胎粪导致的，一般医生会在宝宝出生后发现这两种肺炎并及时治疗。乳汁吸入性肺炎是由于宝宝的吞咽功能不协调，常常发生呛奶导致的。大量乳汁被吸入肺内，宝宝就会出现咳嗽、气促，甚至皮肤青紫等症状。这类肺炎容易发生在早产儿和有消化道先天畸形的新生儿身上。

如果宝宝出现偶尔呛奶，是因为宝宝的吞咽功能发育不完善造成的。如果出现严重呛奶，或者发生以上肺炎症状，应及时就医。

感染性肺炎主要是由各种病菌引起的，最常见的原因是家人感冒了，传染给了宝宝。新生儿抵抗力差，大人患的只是普通感冒，宝宝却有可能患严重的感染性疾病，所以家人患感冒时最好隔离。

13.呼吸道感染

主要症状：表现为吃奶不好、精神不好，轻微地流鼻涕、鼻塞。有的不影响吃奶，但在鼻子堵的情况下容易呛奶，因此在喂奶前应注意清理鼻道的分泌物。较重的表现为呼吸急促、口周发青，这种情况应带孩子去医院就诊。

致病原因：可分为两种：宫内或产道感染所致（生后不久发病），接触感染所致（生后与呼吸道感染的人接触被感染，生后1周或更久发病）。

预防：新生儿室内温度保持不冷不热，注意通风换气，避免对流风。凡患有呼吸道感染的病人不要接触产妇与新生儿。

14.发热

体温在38℃以下时，一般不需要处理，只要多喂些水就可以；体温38℃～39℃，可将襁褓打开，将包裹宝宝的衣物抖一抖，使皮肤散去热量，然后盖上较薄的被子，也可以让宝宝头枕一个冷水袋来降温。对于体温39℃以上的，可用75%的酒精加入一半水，用纱布蘸湿擦颈部、腋下、大腿根部及四肢等处，高热很快就能降下来。降热过程中要注意，体温一开始下降就马上停止降温措施，以免出现低体温。在夏季降温过程中要注意给宝宝饮水。此外还要请医生检查宝宝发热的原因。

15.败血症

新生儿败血症是新生儿期一种严重的疾病，由于此病缺乏特殊的表现，早期诊断有一定困难。但只要能早期发现、正确治疗，大部分能治愈。如果延

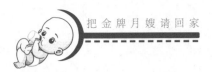

误了治疗，发生严重并发症（如脑膜炎、全身出血等），死亡率就很高。

主要症状：先是食欲低下、精神欠佳、发热、面色苍白或青紫、发黄、好睡，黄疸加重，身上有出血点，腹胀及肝脾肿大等。

当宝宝的生理性黄疸应该在5～7天后逐渐消退时反而加剧，或黄疸消退后又出现时，首先应怀疑败血症。严重的新生儿败血症可发生多种并发症，如新生儿脑膜炎、肝肾脓肿、腹膜炎等，出现深度黄疸、高热（或体温不升）、抽搐、嗜睡或昏迷、全身出血等症状。

致病原因：在分娩过程中有胎膜早破、羊水浑浊、恶臭，孕妇分娩前有发热感染，产程中有不洁断脐史，以及脐部或皮肤感染。

预防与处理：应注意正确进行脐部护理，保护新生儿皮肤黏膜不受损伤，防止感染。一旦发现有皮肤黏膜发炎现象应迅速治疗。在护理新生儿时要细心观察吃、睡、动等方面有无异常表现，如果新生儿出现拒奶或吃奶减少、反应差、哭声低、面色苍白、皮肤黄疸加深以及体温波动等，应怀疑发生新生儿败血症，要及时到医院诊治。

16.佝偻病

主要症状：主要表现为骨骼系统的骨化不全或骨软化性改变，如前囟特大、闭合延迟、颅骨软化、腹部突出、多汗、贫血、筋骨外翻、胸骨前凸、下肢弯曲、形成"X"形腿或"O"形腿、出牙迟等都可能是佝偻病的表现。

致病原因：本病主要是由于维生素D缺乏使血中钙、磷含量不足，使小儿骨骼生长缓慢、骨骼变软，发生骨骼畸形。许多家长都认为佝偻病的原因是缺钙，其实正常吃奶的宝宝不缺钙，人奶和牛奶中都含有大量的钙，体内缺钙是因为缺乏帮助钙吸收的维生素D。事实上，引起佝偻病的原因可能是缺钙，也可能是缺少维生素D，或两者都缺乏。

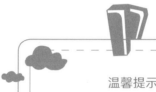

温馨提示

佝偻病主要见于生长发育快速期的婴幼儿，根据目前的研究结果表明，宝宝佝偻病的预防应该从妊娠期开始。孕妇除了补充钙以外，每天还要有一定时间的户外运动，多晒太阳或者预防性服用维生素D。

处理方法：为了增加新生宝宝对奶水中钙的吸收，应该从一出生就给宝宝每日补充维生素D。现在一般妇产医院会给开伊可欣，每日1粒，滴到宝宝嘴里，最好吃到2岁左右。多晒太阳也能帮助钙的吸收。

17.斗鸡眼

"斗鸡眼"是一种斜视。由于宝宝年龄小，调节眼球活动的一些肌肉功能还不协调，所以绝大多数宝宝会出现斜视或两侧眼球运动不对称的情况，但一般出生3个月后就会消失。

宝宝"斗鸡眼"一般都是假性的，如果随着年龄的增长还不见好转，就应去医院眼科检查并治疗。

5

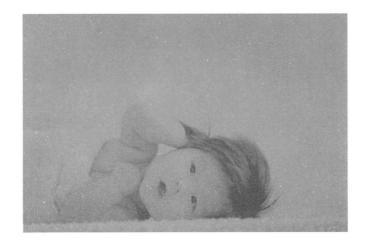

婴幼儿辅食添加

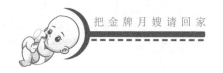

什么时候开始添加辅食

母乳是宝宝最好的食物，它完全可以满足4～6个月前宝宝的生长发育需要，不需添加任何辅食。有些1～3个月喂配方奶的宝宝容易便秘，所以喝点儿菜水、果汁水能促进排便。添加辅食需根据宝宝的情况，母乳喂养的宝宝在6个月添加，吃配方奶的宝宝4个月以后添加。

宝宝在出生4～6个月以后，单纯的乳类喂养已满足不了生长发育的需要，这时需要给宝宝添加乳制品以外的其他食物，这些逐渐添加的食物称为"辅食"。

混合喂养或人工喂养的宝宝4个月以后就可以添加辅食了，纯母乳喂养的宝宝要晚一些，一般6个月添加，但每个宝宝的生长发育情况不一样，个体差异很大，因此添加辅食的时间也不能一概而论。

辅食添加应掌握的原则

1.由少到多

每添加一种新的食物，必须先从少量喂起，而且需要比平时更仔细地观察宝宝，如果没有什么不良反应，再逐渐增加一些。例如：添加蛋黄，先从

1/4个蛋黄加起，如果宝宝能够耐受，1/4的量保持几天后再加到1/3，然后逐步加到1/2、3/4，最后为1个蛋黄。

2.由稀到稠

添加初期给宝宝一些容易消化、水分较多的半流质、汤类，然后再从半流质慢慢过渡到各种泥状食物，最后添加柔软的固体食物。

3.从一种到多种

记住每次仅加1种新的食物，并连续吃上几天，等宝宝适应后再添加新的品种，这样利于识别导致过敏的食物。例如：添加米糊就不能同时添加蛋黄，要等宝宝适应米糊后才能开始添加蛋黄，

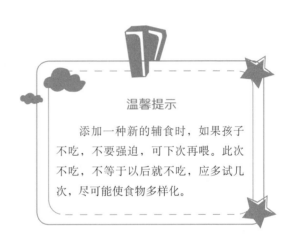

温馨提示

添加一种新的辅食时，如果孩子不吃，不要强迫，可下次再喂。此次不吃，不等于以后就不吃，应多试几次，尽可能使食物多样化。

等宝宝适应了米糊和蛋黄后再添加胡萝卜泥。

4.宝宝健康时添加

加辅食时宝宝吃奶、大便要有规律，选择无疾病时添加。宝宝生病或对某种食物不消化时不能添加。

5.喝奶前添加

添加辅食最好安排在宝宝喝奶之前，这样宝宝不会因为饱了而无兴趣尝试辅食。

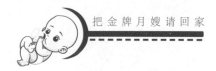

6.遇到不适即停止

给宝宝添加辅食的时候，如果宝宝出现过敏、腹泻或大便里有较多的黏液等状况，要立即停止给宝宝喂辅食，待恢复正常后再开始（过敏的食物不可再添加）。如出现腹泻现象，需要停喂所有辅食，等腹泻好了以后再按照循序渐进的原则重新开始添加。

7.不放调味品

宝宝1岁以前，辅食中不放盐，少放油，少放糖，以免养成宝宝嗜盐或嗜糖的不良习惯。更不宜添加味精和人工色素等，以免增加宝宝肾脏的负担，损害肾功能。

8.保持愉快的进餐氛围

选在宝宝心情愉快、清醒的时候喂辅食，当宝宝表示不愿吃时不要强迫。

9.要有足够的耐心

第一次喂新的食物或固体食物时，宝宝可能会将食物吐出来，这是因为他还不会吞咽或不熟悉新食物的味道，并不表示他不喜欢，应多尝试几次。

10.辅食不可替代乳类

有的妈妈认为宝宝既然已经吃辅食了，就可以开始减少母乳或配方奶的量，这是错误的。这时宝宝仍应以母乳或配方奶为主食，辅食只能作为一种补充食物，否则会影响孩子的健康成长。

辅食制作常用工具

1.菜板

为宝宝制作辅食的必备工具。最好为宝宝准备一个专用菜板。

使用要点：一定要经常消毒，最好每次用之前先用开水烫一遍。

2.刀具

包括菜刀、刨丝器等。最好别跟大人的混用。

使用要点：切生熟食物的刀一定要分开，每次使用后都要彻底清洗并晾干。

3.蒸锅

用来为宝宝蒸食物，像制作蛋羹、鱼、肉、肝泥等都可以用到。

使用要点：可以使用小号的蒸锅，既节能又方便。

4.汤锅

用来为宝宝煮汤，也可以用来烫熟食物。

使用要点：可以使用小号的汤锅，既节能又方便。

5.研磨器

用来将食物磨碎。制作泥糊状食物的时候少不了它。

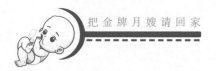

使用要点：一定要清洗彻底，使用前最好先用开水烫一遍。

6.榨汁机

用来为宝宝制作果汁和菜汁。最好选过滤网特别细、可以分离部件清洗的。

使用要点：一定要清洗彻底，使用前最好先用开水烫一遍。

7.过滤器

用来过滤食物渣滓，给宝宝制作果菜汁的时候特别有用。网眼很细的不锈钢滤网或消过毒的纱布都可以。

使用要点：使用前用开水烫一遍，使用后要清洗干净并晾干。

8.削皮器

可以很方便、省力地削去水果的表皮。居家必备的小巧工具，便宜又好用。

使用要点：建议妈妈给宝宝专门准备一个，与平时家用的区分开以保证卫生。

9.搅拌器

用来搅拌泥糊状食物。如果不想用市场上出售的电动搅拌器，可以用筷子代替。

使用要点：注意清洁，使用前先用开水烫一遍。

10.计量器

用来计算辅食的量。可以用一个事先量好重量和容积的小碗充当。

使用要点：注意清洁，使用前先用开水烫一遍。

各阶段辅食添加顺序

月龄	辅食种类
新生儿期	每天补充维生素D 400～800国际单位
4～6个月	可以开始加果汁、菜汁、米粉、蛋黄、果泥、菜泥等
6～9个月	可加粥、饼干、肉泥、肝泥、鱼泥、碎菜等
9～12个月	可加软饭、烂面条、稀粥、水果、饼干等。每日乳类不少于400毫升

1.4个月的宝宝辅食应如何添加

 添加方法

主要食物：母乳或配方奶。

辅助食物：温开水、果汁（橘子汁、山楂水）、菜汁（西红柿汁）等。

餐次：母乳或配方奶每4小时1次。

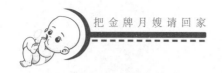

上午	6点	母乳或配方奶180毫升
	8点	稀释蔬菜汁90毫升
	9点	温开水90毫升
	10点	母乳或配方奶180毫升
	12点	稀释的米粉90毫升
下午	2点	母乳或配方奶180毫升
	4点	鲜橙汁或西红柿汁90毫升
	6点	母乳或配方奶180毫升
晚上	10点	母乳或配方奶180毫升
凌晨	2点	母乳或配方奶180毫升

备注：伊可新维生素AD滴剂每天1次。

 辅食推荐

🥄 **果汁**

可以给配方奶喂养的4个月大的宝宝放心地添加果汁啦！但婴幼儿不宜喝市场上的合成饮料，要用自己鲜榨的果汁，且需兑水，按1：1的比例稀释后才能饮用。

在不同的季节内选用新鲜、成熟、多汁的水果，如橘子、西瓜、梨等为宝宝制作果汁。制作果汁前要洗净自己的手，再将水果冲洗干净，去皮，把果肉切成小块状放入干净的碗中，用勺子背挤压果汁，或用消毒干净的纱布过滤果汁，或用榨汁机榨果汁。

最好在喂奶后1小时再喂果汁，或在两次奶之间，这样更有利于奶汁及维生素的吸收。因为果汁大多是酸性的，如果喝完果汁马上喝奶，水果中的果酸与奶中的蛋白质相遇可发生凝固，影响奶中钙的吸收和果汁中营养的吸收。

米粉

米粉的添加根据宝宝的情况而定，母乳喂养的宝宝是6个月添加，配方奶喂养的宝宝可以在4个月以后添加。

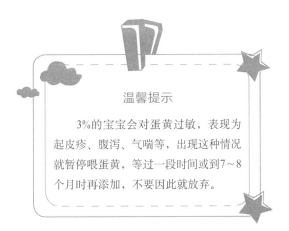

温馨提示

麦粉中的成分较易引发过敏，所以给4～6个月大的宝宝喂辅食时，尽量以米粉代替麦粉。

对添加辅食的宝宝来说，米粉相当于我们成人吃的主食，它的主要营养成分是碳水化合物，是宝宝一天的主要能量来源。4个月时每日添加一顿辅食就够了。5个月后，可以在傍晚6点左右再加一顿米粉。米粉就当作一顿主食，喂完米粉后也是隔3～4小时再喂奶。第一次可以调得稀一点儿，放在奶瓶里让他吸，逐步加稠，两周后一定要过渡到用勺喂，而不能再用奶瓶了。

冲调米粉的水温在40℃左右，摸起来稍热的温度刚刚好。

蛋黄

蛋黄是4个月以上宝宝首选的蛋白质类辅食，它的致敏性低，比蛋清或其他蛋白质类食物更加安全；新生儿体内储存的铁主要

温馨提示

3%的宝宝会对蛋黄过敏，表现为起皮疹、腹泻、气喘等，出现这种情况就暂停喂蛋黄，等过一段时间或到7～8个月时再添加，不要因此就放弃。

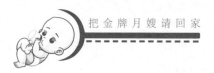

来自母体，仅够出生后四五个月造血之用，而蛋黄中含有丰富的铁，可以补充铁质；蛋黄中还含有卵磷脂、脂肪，营养很好，也很容易咀嚼、消化。

添加蛋黄时，将鸡蛋煮熟、剥壳，取出蛋黄，用勺背压成泥，加1勺水调成糊状。先用小勺喂1/8个蛋黄泥，连续3天；如无异常，增加到1/4个，再连续喂3天；仍正常可加至1/2，再连续喂3～4天；如果宝宝喜欢，最后可以喂1个完整的蛋黄。

营养提示：蛋黄营养丰富，含有铁、锌、维生素A、维生素D等各种有益身体的营养素，很适合宝宝食用。

🍼 注意事项

●先加米粉还是先加蛋黄

很多家长在给宝宝添加辅食的初期都会选择先添加蛋黄，觉得蛋黄营养好，补充蛋白质，含锌、铁也高。有专家指出，先添加蛋黄是一个误区。为了让宝宝吸收更好的营养，首先添加的第一类辅食应该是纯米粉。因为纯米粉引起宝宝过敏的可能性是最低的，而且相对于蛋黄更容易消化吸收。所以，给宝宝添加辅食，应该从米粉开始。

●宝宝吃鸡蛋"三不宜"

1岁前的婴儿不宜食用鸡蛋清。因为他们的消化系统发育尚不完善，肠襞的通透性较高，鸡蛋清中白蛋白分子较小，有时可通过肠襞直接进入宝宝血液，使宝宝机体对异体蛋白分子产生过敏现象，发生湿疹、荨麻疹等。

不宜吃煎、炸鸡蛋。因为在煎鸡蛋和炸鸡蛋时，蛋被油包住，高温的油还可使部分蛋白焦糊，使赖氨酸及其他氨基酸受到破坏，失去营养价值，食用后在口腔和胃内不易和消化液接触，使消化受到影响。

发热病儿不宜吃鸡蛋。鸡蛋蛋白食后能产生额外热量，使机体内热增加，不利于病儿康复。

●如何知道宝宝是否接受辅食

观察：每次喂食一种新食物后，必须密切观察宝宝皮肤、大便等情况。

皮肤：添加辅食后要注意观察宝宝的皮肤，看有无过敏反应，如皮肤红肿、有湿疹，应停止添加这种辅食。

大便：注意观察宝宝的大便，当宝宝进食新食物时，它的大便颜色改变是常见的，如颜色变深、呈暗褐色，或有未消化的食物，有食物原样排出等，应暂停添加这种辅食，过一两天后，宝宝状况较好后才可进行。宝宝不吃不要强迫，下次再喂也没问题。

●学会食物代换原则

如果宝宝讨厌某种食物，也许只是暂时性不喜欢，可以先停止喂食，隔段时间再让他吃。在此期间，可以喂给宝宝营养成分相似的替换品。

●4个月大的宝宝能吃盐吗

现在不要给宝宝吃盐。宝宝小小的肾脏还没发育成熟，不能完全代谢，给宝宝吃盐会加重肾脏的负担。另外，这个时候宝宝的饮食应该与大人分开，千万不要大人吃什么就给宝宝吃，因为大人的饮食里面的油、盐、味精以及其他调料，宝宝的身体很难承受。等宝宝1岁以后肾脏逐渐成熟，可以少量地吃一些盐。

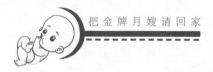

●4个月的宝宝有哪些食物不能吃

海鲜类：螃蟹、虾等带壳类海鲜会引发宝宝的过敏症状，建议不宜在1岁以前喂食。

蔬菜类：例如菠菜、韭菜、苋菜等含大量草酸的蔬菜，竹笋和牛蒡等较难消化的蔬菜，还是不宜过早出现在辅食中的。

水果类：容易引起过敏的水果，例如杧果、菠萝、有毛的水果（水蜜桃、奇异果），最好都不要给宝宝吃。

过敏不仅引起皮肤红肿、瘙痒、发生皮疹，还会引起腹痛、腹泻以及哮喘，特别是儿童，食物过敏往往是过敏性哮喘的主要诱因之一。3岁以前的儿童出现食物过敏的概率很大。

饮料类：譬如矿泉水、纯净水、刺激性的饮料等。

因为矿泉水里含很多矿物质，大人喝一些会补充流失的矿物质，对身体会有好处，但喝多了会增加肝肾脏的负担。宝宝太小，肠胃功能不健全，不能吸收，反而会在体内产生沉积。白开水是最好的饮料。

纯净水里面没有矿物质，就是成人也不宜常喝。

如果水质不好，可用净水器过滤自来水，烧开了给宝宝喝。

2.5个月的宝宝辅食应如何添加

添加方法

宝宝长到5个月以后，开始对乳汁以外的食物感兴趣了，即使5个月以前完全采用母乳喂养的宝宝，到了这个时候也可能开始想吃母乳以外的食物了。

比如：宝宝看到成人吃饭时会伸手去抓或嘴唇动、流口水，这时就可以考虑给宝宝添加一些辅食，为将来断母乳做准备了。

主要食物：母乳或配方奶。

辅助食物：白开水、水果汁、菜汁、菜汤、米粉（糊）、蛋黄泥、菜泥、水果泥。

餐次：每2小时1次。

	6点	母乳或配方奶120毫升～150毫升
上午	8点	蛋黄1/8个，温开水或水果汁或菜汁90毫升
	10点	母乳或配方奶120毫升～150毫升
	12点	菜泥或水果泥30克，米汤30毫升～50毫升
下午	2点	母乳或配方奶120毫升～150毫升
	4点	蛋黄1/8个，汁、汤60毫升～90毫升
	6点	母乳或配方奶120毫升～150毫升
晚上	8点	米粉30克，温开水、水果汁或菜汁30毫升～50毫升
	10点	母乳或配方奶120毫升～150毫升

备注：伊可新维生素AD滴剂每天1次。

 辅食推荐

木瓜泥

做法：先将木瓜用清水洗干净，去皮、去子，然后把果肉压成泥状就可以给小宝宝喂食了。

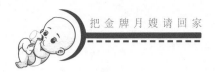
营养提示：木瓜不仅富含维生素C和膳食纤维，而且口味也很好。

苹果泥

做法：先将苹果用清水洗干净，去皮去子，然后磨成泥状给小宝宝喂食。也可把苹果切开，用匙轻轻刮下泥状物即可。

营养提示：苹果富含各种维生素、果胶及纤维素，其中的纤维素能使大便变得松软，可以帮助改善便秘，果胶能帮助止住轻度腹泻。因此，苹果泥具有通便、止泻的双重功效。

香蕉泥

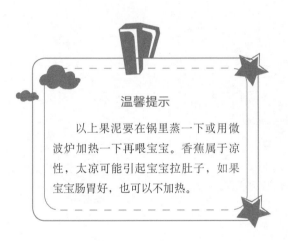

温馨提示

以上果泥要在锅里蒸一下或用微波炉加热一下再喂宝宝。香蕉属于凉性，太凉可能引起宝宝拉肚子，如果宝宝肠胃好，也可以不加热。

做法：香蕉去皮，在碗内用匙按压成泥状即成香蕉泥。

营养提示：香蕉泥含有丰富的碳水化合物、蛋白质，还有丰富的钾、钙、磷、铁及维生素A、维生素B_1和维生素C等，具有润肠、通便的作用，对便秘的婴儿有辅助治疗作用。

蔬菜泥

做法：蔬菜洗净切碎，加少许水，在锅内焖烂。

营养提示：蔬菜营养丰富，有助于宝宝身体的生长、造血、通便，并保护皮肤黏膜。

红枣泥

做法：红枣洗净后煮约20分钟，去核去皮压成泥。

营养提示：含有多种维生素、蛋白质、脂肪、粗纤维及多种矿物质。

南瓜泥

做法：南瓜洗净去皮，蒸熟压碎即可。

营养提示：南瓜可以有效地补充膳食纤维，还含有叶黄素和胡萝卜素，它们对眼睛发育很有好处。

注意事项

●给5个月大的宝宝喝鲜榨果汁应注意什么

果汁富含维生素C，既能补充水分，又能提高免疫力，丰富的维生素C还可以帮助铁的吸收，减少贫血的发生，建议经常给宝宝饮用。但专家建议在制作果汁时一定要挑选新鲜的水果并注意卫生。此外，尽量不要在鲜榨果汁中加糖。

3.6个月的宝宝辅食应如何添加

 添加方法

6个月宝宝的主食仍以乳类为主，配方奶每次可吃到200毫升。除了加些米粉外，还可将蛋黄加到1个（这种添加量是对4个月就开始添加辅食的宝宝而言。如果宝宝从5个月或6个月刚添加辅食，应一点一点，从少到多逐渐添

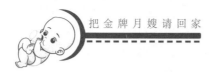

加）；在大便正常的情况下，粥和菜泥都可以增加一点儿，可以用水果泥来代

替果汁；已经长牙的宝宝，可以试着吃一点儿饼干，锻炼咀嚼能力，促进牙齿

和颌骨的发育。

主要食物：母乳或配方奶。

辅助食物：白开水、水果汁、菜汁、菜汤、米粉（糊）、蛋黄泥、菜

泥、水果泥、鱼泥、肉泥、动物血。

餐次：每2小时1次。

上午	6点	母乳或配方奶150毫升～200毫升
	8点	果汁或菜汁加温开水80毫升
	10点	米粉20克，蛋黄1/4个
	12点	鱼泥或肉泥20克～50克，菜汁或果汁30毫升～60毫升
下午	2点	母乳或配方奶150毫升～200毫升
	4点	菜泥或果泥30克～60克，米汤30毫升～60毫升
	6点	母乳或配方奶150毫升～200毫升
晚上	8点	米粉20克，蛋黄1/4个
	10点	母乳或配方奶150毫升～200毫升

备注：伊可新维生素AD滴剂每天1次。

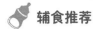 **辅食推荐**

鱼泥

做法1：将鱼段洗净后放在碗内清蒸10~15分钟，冷却后去鱼皮、鱼骨，将留下的鱼肉用匙压成泥状即成为鱼泥。

做法2：将收拾好的鲜鱼切成小块后放入水中煮，除去鱼刺、鱼皮后将鱼肉研碎，再放入锅内加鱼汤煮，把淀粉调匀后放入锅内，煮至糊状即可。

营养提示：鱼肉中含有丰富的蛋白质、脂肪及钙、磷、锌等，并且易消化。

肉泥

做法：将瘦肉洗净、去筋，切成小块后用刀剁碎或放在绞肉机中绞碎，加些淀粉拌匀，放入锅内蒸熟。

营养提示：可以给宝宝提供优质的蛋白质，丰富的B族维生素，还有最容易吸收的铁、锌、铜等微量元素。吃肉可预防贫血，也能有效解决宝宝因缺乏蛋白质造成的营养不良，促进其生长发育。

肝泥

做法：把猪肝洗净放在水中煮，除去血水后换水煮10分钟左右，把外皮剥去，用勺子按压成泥状，隔水旺火蒸约25分钟即可。若用鸡肝或鸭肝，将其洗净，放在锅内整只煮熟，冷却后取出用匙压成泥状。因为肝有腥味，可加少许调味品。

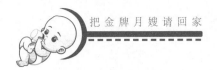

营养提示：动物肝脏富含蛋白质、磷和铁，有补血、促进脑发育的作用，可预防贫血、佝偻病、营养不良等疾病。

猕猴桃泥

做法：先将猕猴桃用清水洗干净，把外皮去除，再把里面有子的部分也去除掉，然后把果肉压成泥状即可给小宝宝喂食了。

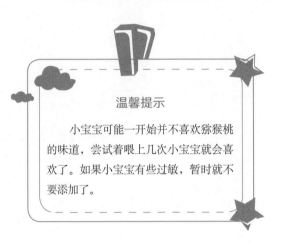

温馨提示

小宝宝可能一开始并不喜欢猕猴桃的味道，尝试着喂上几次小宝宝就会喜欢了。如果小宝宝有些过敏，暂时就不要添加了。

营养提示：猕猴桃的维生素C含量在水果中是最高的，相当于柑橘的5～10倍，同时还富含B族维生素及钙、铁、磷、钾等矿物质，而且对某些疾病还有防治作用。

牛奶粥

做法：将大米淘洗干净，用水泡1小时，放入锅中熬成粥。为宝宝盛出一碗粥，加入适量奶粉，搅拌均匀即可。

蛋黄粥

做法：将大米淘洗干净，用水泡1小时，放入锅中熬成粥。将1个鸡蛋煮熟，取鸡蛋黄研成粉末，加入粥中混合均匀即可。

营养提示：宝宝吃蛋黄可以补充铁，能有效预防宝宝缺铁性贫血，宝宝吃蛋黄还有利于大脑发育，有益智的作用，可以从四五个月开始给宝宝添加蛋黄，每天添加一定量的蛋黄是很重要的。

 注意事项

要注意卫生。宝宝餐具要固定专用，除注意认真洗刷外还要每日消毒。喂饭时，家长不要用嘴边吹边喂，更不要先在自己的嘴里咀嚼后再喂给宝宝。这种做法极不卫生，很容易把疾病传染给孩子。

喂辅食时，要锻炼孩子逐步适应使用餐具，为以后独立用餐具做好准备。一般6个月的宝宝就可以自己拿勺往嘴里放，7个月就可以用杯子或碗喝水了。

4.7～9个月的宝宝辅食应如何添加

 添加方法

从孩子7个月起，母乳量开始减少，有些妈妈的奶量虽然没有减少，但质量已经下降。所以，必须给孩子增加辅食，以满足其生长发育的需要。孩子8个月时，消化蛋白质的胃液已经充分发挥作用了，所以，可适当多吃一些富含蛋白质的食物，如豆腐、奶制品、鱼、瘦肉等。孩子吃的肉末必须用新鲜瘦肉，可将其剁碎后蒸熟吃。

可以吃固体食物。有的宝宝已经长出了几颗牙，有的宝宝只长出了一两颗牙，而有的宝宝出牙晚，这个时候也还没有完全长出来。不管宝宝出牙的情况怎么样，都要吃一些固体食物了，比如烤面包片、馒头片、磨牙棒等。爸爸妈妈不用担心宝宝吃不了固体食物，宝宝会用他的小牙床来咀嚼食物，

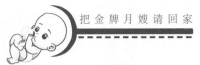
并且这些固体食物对宝宝出牙也是有帮助的。

主食和菜要分开。可以让宝宝吃一口粥或者面条，然后吃一口菜，这样才会让宝宝尝出不同的食物有不同的味道，增加宝宝吃辅食的兴趣。

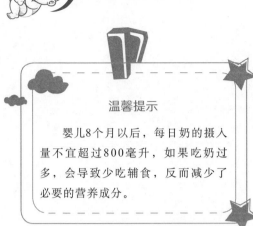

温馨提示

婴儿8个月以后，每日奶的摄入量不宜超过800毫升，如果吃奶过多，会导致少吃辅食，反而减少了必要的营养成分。

主要食物：母乳或配方奶。

辅助食物：白开水、水果汁、菜汁、菜汤、肉汤、米粉（糊）、蒸蛋黄、菜泥、水果泥、肉末、碎菜末、稠粥、烂面条、肝泥、肉泥、动物血、豆腐等。

餐次：每2小时1次。

上午	6点	母乳或配方奶150毫升～200毫升，面包1片
	8点	温开水或水果汁、菜汁120毫升
	10点	母乳或配方奶200毫升，蒸鸡蛋1个，饼干2块
	12点	肝末（或鱼末）粥1小碗
下午	2点	母乳或配方奶150毫升～200毫升，馒头1小块
	4点	菜泥或果泥30克～60克，肉汤50毫升～100毫升
	6点	烂面条或软饭1小碗，碎菜末、豆腐或动物血30克
晚上	8点	温开水或水果汁、菜汁100毫升～120毫升
	10点	母乳或配方奶150毫升～200毫升

备注：伊可新维生素AD滴剂每天1次。

辅食推荐

青菜粥

做法：可将粥煮烂，在停火前加入洗净切碎的青菜，搅匀，再煮10分钟左右即可食用。青菜可选用菠菜、白菜、油菜等。

青菜肉粥

原料：大米50克，青菜20克，瘦肉（猪肉或鸡肉皆可）20克，高汤4杯。

做法：大米洗净，用水泡1～2小时，放入锅内，加高汤熬煮半小时左右；将青菜洗干净，放入开水锅内煮软，切碎备用；再将瘦肉洗净、切成薄片，放入锅中，水开煮10分钟，取出切成肉末；然后，将肉末和青菜加入煮好的粥中。

肉汤

如骨头汤、鸡汤、鱼汤都可以，但是不要给宝宝喝得太多。宝宝第一次喝的时候一定要少量，观察两天，看看宝宝喝过后有无不良反应，如出现腹泻等症状应暂停，等宝宝康复后再让他喝。给宝宝喝的汤中不要放味精等佐料。给宝宝喝的肉汤一定要是新鲜熬制的，不要过夜。要把上面一层油撇去，再给宝宝喝。不能天天给他喝，1周2～3次即可。如宝宝肠胃好可多喝几口，肠胃不好则少喝一些。

鸡肝胡萝卜粥

原料：鸡肝2个，胡萝卜10克，大米50克，高汤4杯。

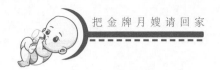
做法：大米加入高汤，小火慢熬成粥状；鸡肝及胡萝卜洗净，蒸熟捣成泥，加入粥内煮熟即可。

鸡蛋羹

原料：鸡蛋黄1个，温开水适量。

做法：将鸡蛋打入碗中，加一小杯温开水搅拌后放锅里蒸5分钟即可。以鸡蛋刚好凝固又很嫩最适度，蒸得时间过长，以致出蜂窝孔状，这样的蛋羹质硬，不好消化。

营养提示：鸡蛋羹可直接用小勺喂给宝宝吃，软嫩可口，营养价值高，含丰富的蛋白质、脂肪，尤其是蛋黄中含有卵磷脂及铁、钙、磷、维生素A、维生素D、B族维生素等，既能给宝宝大脑提供营养，又能满足宝宝对铁的需求。

鱼菜蛋羹

原料：鱼肉20克，菠菜20克，鸡蛋1个。

做法：鱼：菠菜：鸡蛋=1：1：2。鱼剖开洗净，剔除骨刺，剁成泥；菠菜择洗干净，切成碎末置鱼碗中；鸡蛋磕入碗中，加温开水搅匀，加到盛有鱼和菜的碗中搅匀，隔水蒸约5分钟。

绿豆羹

原料：绿豆适量。

做法：绿豆淘洗干净，加8倍于绿豆量的水煮5分钟，再用小火将绿豆焖烂即可。

肉蛋豆腐粥

原料：猪肉20克，鸡蛋1/12个，豆腐20克，大米30克。

做法：肉洗净剁成泥，鸡蛋搅打均匀，豆腐洗净压碎；大米洗净加适量水煮至八成熟，下肉泥煮至肉熟；将豆腐和蛋液倒入锅中，旺火煮至蛋熟即可。

豆腐蛋黄粥

原料：豆腐1小块，蛋黄1/2个，粥小半碗。

做法：豆腐压成碎泥状，鸡蛋煮熟后取出1/2个蛋黄压碎；粥放入锅中，加上豆腐泥，煮开后撒下蛋黄，用勺搅匀，待粥再开即可熄火。

红薯粥

原料：大米1大匙，红薯1/2大匙，水5大匙。

做法：将大米洗净浸于水中1小时以上，将红薯去皮切成0.5厘米的小薄丁。米和红薯放入锅内加水煮，煮沸转小火，再煮25～30分钟，粥烂即可。

青菜面

原料：龙须面15根、高汤（鸡汤或骨头汤）1杯、青菜叶2片。

做法：龙须面掰碎（越碎越好），青菜叶洗干净切碎；锅内放入高汤煮开，下入面条；中火将面条煮烂，加入青菜末；再次沸腾即可关火，盖锅盖焖5分钟。

白菜牛肉粥

原料：粳米1大匙，牛肉20克，小白菜20克。

做法：小白菜和牛肉剁成末炒熟，放入粳米熬成粥。

杂谷营养粥

原料：红豆1/2匙，玉米粉2大匙，面包碎适量。

做法：红豆煮烂放入玉米粉调和，加入面包碎即可。

草莓麦片粥

原料：麦片50克，草莓3克。

做法：将水放入锅内烧开，下入麦片煮2～3分钟；把草莓用勺子背研碎，然后放入麦片锅内，边煮边混合，煮片刻即成。

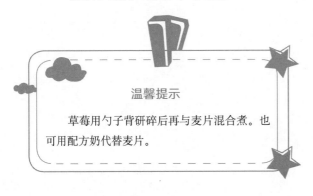

温馨提示

草莓用勺子背研碎后再与麦片混合煮。也可用配方奶代替麦片。

西红柿菠菜面

原料：西红柿1个或半个，菠菜叶几根，豆腐一小块，排骨汤半碗，细面条一把。

做法：将西红柿用开水烫一下，去掉皮，切成碎块备用；菠菜叶（嫩的）洗净，切碎，备用；豆腐切碎备用；锅内放入少许油，倒入排骨汤烧沸；将西红柿和菠菜叶倒入锅内，略开一会儿，再加入非常细的面条，面条熟了即可出锅。

营养提示：面条软软的，汤酸酸的，又有肉味，颜色有红有绿，会引起宝宝的食欲。

🍲 西红柿鸡蛋粥

原料：西红柿半个，鸡蛋1个，米粥适量。

做法：先用西红柿炒鸡蛋，放入熬好的米粥搅拌即可。

🍲 健脑食谱：西红柿鱼泥

原料：新鲜鱼（一般选用鱼刺少的海鱼）2厘米长1块（约30克），鱼汤2勺，淀粉、西红柿酱各少许。

做法：先将新鲜鱼洗干净，放入热水中煮熟，然后捞出，去骨刺和鱼皮，然后放入小碗内，用勺背研碎；把研碎的鱼肉和鱼汤一起放入锅内煮；淀粉加水，并加入少许西红柿酱调匀，倒入锅中搅拌，煮至黏稠状停火即可。

营养提示：补脑益智，健脾和胃。宝宝常食此鱼泥，能促进大脑的发育，提高智力。

🍲 肝末鸡蛋羹

原料：熟猪肝20克，鸡蛋1个。

做法：将猪肝煮熟切末，放入调散的鸡蛋中，蒸成鸡蛋羹即可。

🍲 西红柿鱼糊

原料：净鱼肉100克，西红柿20克，鸡汤200毫升。

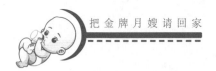

做法：将鱼肉煮熟后切成碎末；西红柿用开水烫后剥去皮，切成碎末；锅内放入鸡汤，加入鱼肉末、西红柿末，用小火煮成糊状即成。

营养提示：富含钙、磷、铁、维生素D、维生素C、维生素B$_1$、维生素B$_2$、胡萝卜素、蛋白质等多种营养素。

黑芝麻糊

原料：黑芝麻100克，糯米100克，白糖少许。

做法：将黑芝麻、糯米研成粉末，将粉末炒熟并搅拌匀，加上适量白糖，开水冲开即可。

营养提示：黑芝麻含植物油、卵磷脂、维生素E、蛋白质、叶酸、芝麻素、糖类及较多的钙，这些物质对脑细胞的生长和代谢非常重要，可填脑髓、润五脏、补肝肾、益精血。不过，黑芝麻属温热食物，煮粥时要少而稀，以防宝宝食入过量，造成积食。

红薯泥

原料：红薯1小块。

做法：先把红薯去皮洗净，切块儿后上锅蒸熟（或者煮熟）至红薯软烂，放凉后放入搅拌机搅成糊状即可。搅的时候酌情加水，搅成适合自家宝宝吞咽能力的稠度。

营养提示：红薯含有丰富的糖、蛋白质、纤维素和多种维生素，其中胡萝卜素、维生素E和维生素C尤多。特别是红薯含有丰富的赖氨酸，而大米、面粉恰恰缺乏赖氨酸。红薯与米面混吃，宝宝可以得到更为全面的蛋白质补充。

 瘦肉萝卜粥

原料：瘦肉末20克，白萝卜20克，粳米1大匙。

做法：瘦肉末、白萝卜熬汤后放入粳米煮成粥。

5.10～12个月的宝宝辅食应如何添加

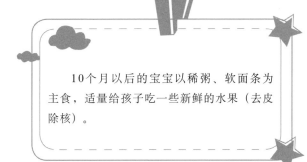

添加方法

10个月的宝宝可以添加粥、软饭、挂面、豆制品、碎菜、碎肉、蛋、鱼、肝泥、饼干、馒头片、熟土豆、芋头等各种食物，从以奶为主逐渐过渡到以饭为主，每日三餐，早上7：30，中午12：00，晚上17：00可以给宝宝吃饭，在上午、下午和晚餐两小时后可以给宝宝添加水果，在早上6：00和晚上9：00给宝宝喝奶。

主要食物：母乳或配方奶。辅食只是辅食，主要食物还是奶。

辅助食物：白开水、水果汁、菜汁、菜汤、肉汤、米粉（糊）、菜泥、水果、肉末、碎菜末、稠粥、烂面条、肝泥、动物血、豆腐、蒸全蛋、磨牙食物、小点心等。

餐次：母乳或配方奶2次，辅食3次。

10个月以后的宝宝以稀粥、软面条为主食，适量给孩子吃一些新鲜的水果（去皮除核）。

上午	6点	母乳或配方奶200毫升
	8点	粥1小碗（加肉松、菜泥、菜末等2～3小勺），饼干2块或馒头1小块
	10点	菜汤或肉汤100毫升～120毫升，水果1～3片，磨牙食物或小点心若干
	12点	蒸鸡蛋1个，碎肉末或碎菜末、豆腐、动物血30克～60克
下午	2点	米粉1小碗，菜泥或果泥30克
	4点	水果1～3片，磨牙食物或小点心若干
	6点	烂面条或稠粥1小碗，豆腐、动物血、肝末、肉末或碎菜末30克～50克，肉汤50毫升～100毫升
晚上	8点	温开水或水果汁、菜汁100毫升～120毫升，磨牙食物或小点心若干，水果1～3片
	10点	母乳或配方奶180毫升～200毫升

备注：伊可新维生素AD滴剂每天1次。

 辅食推荐

鲜肉小馄饨

原料：猪肉末，馄饨皮，菜汤。

做法：用馄饨皮包入少量肉末，菜汤煮开下馄饨。

营养提示：馄饨最大的好处是营养丰富，各种食物都可入馅，还可以把宝宝平时不爱吃但又有营养的蔬菜放入馅中，馅里面放上肉就可掩盖住蔬菜的味道。这样荤素搭配，既可以保证营养，又可以防止宝宝营养过剩而引起肥胖。

菠菜三文鱼粥

原料：嫩菠菜叶，三文鱼，白米粥。

做法：嫩菠菜叶洗净焯水，剁碎待用；三文鱼蒸熟后碾碎；将菠菜碎叶跟三文鱼碎末、白米粥混在一起即可。

营养提示：三文鱼具有很高的营养价值，享有"水中珍品"的美誉。

鸡肉粥

原料：大米50克，鸡肉30克，植物油10克。

做法：将大米淘洗干净，浸泡2小时左右，用旺火煮开，转文火熬至黏稠；将炒锅置于火上，放入植物油，把鸡肉末炒散，倒入米粥锅内，再用文火煮几分钟即可。

营养提示：鸡肉粥黏稠味香，含有丰富的蛋白质、碳水化合物、钙、磷、铁及B族维生素。

鸡蛋菠菜虾肉面

原料：挂面50克，动物肝脏末10克，虾肉10克，鸡蛋1个，菠菜10克，鸡汤少许。

做法：将肝、虾肉、菠菜分别洗净切成末；将挂面折成小段，放入锅内，加鸡汤一起煮；煮至八九成熟时放入肝末、虾肉末、菠菜末，煮开后将调好的1/4蛋液甩入锅内，煮熟即成。

营养提示：此面色艳味美，富含蛋白质、碳水化合物、钙、磷、铁、锌及维生素。

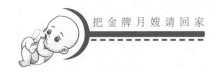

鸡蛋饼

原料：标准粉50克，细玉米面或小米面少许，鸡蛋1个，植物油少许。

做法：把面粉放在一个大碗内，加入调好的鸡蛋液，以适量水调成均匀的稀糊，注意不要有面疙瘩。在平底锅内擦一点儿油，待锅热后倒入面糊（面糊多少依饼的大小而定），摊成薄饼。

蒸鱼

原料：鱼、蛋清、葱、姜各适量。

做法：将鱼收拾干净后自中间剖成两半，取一半的胸腹部，放入盛蛋清的碗内，使其表面涂上一层蛋清，表面放几片葱、姜；将鱼放入蒸锅内大火蒸15分钟，蒸熟后将鱼刺去除、鱼肉研碎即可给宝宝食用。

梨水燕麦粥

原料：梨1个，燕麦片适量。

做法：梨洗净削皮，切成小薄丁，放水中煮；10分钟左右加入燕麦片，再煮20分钟至燕麦片烂软即可。

营养提示：梨的营养成分有蛋白质、脂肪、苹果酸、果糖、钾、钠、钙以及纤维素等；每100克燕麦片含碳水化合物66.9克、膳食纤维5.3克、蛋白质15克、钙186毫克、铁7毫克。

治疗便秘食谱：南瓜粥

原料：米饭（蒸）20克，南瓜30克。

做法：将白米饭与清水混合放入锅中煮成黏稠状的粥；南瓜去皮，切成小方块，放入锅中用水熬煮至软，捣成泥状；将南瓜泥放在煮好的粥上，搅拌均匀即可。

营养提示：南瓜能健胃润肠、帮助消化，还可增强机体对疾病的免疫能力。南瓜中含有丰富的纤维素，是缓解便秘的优选食物。

 治疗便秘食谱：蛋花丝瓜汤

原料：丝瓜1小根，鸡蛋1个，大葱5克，大豆油适量。

做法：将丝瓜刮去外皮，切成菱形块；鸡蛋磕入碗内，用筷子调匀；豆油入炒锅，烧至四成热倒入蛋液，摊成鸡蛋饼，并用小火将两面煎成金黄色，然后盛出切成小块备用；炒锅放火上，锅内放入豆油烧热，放入葱末炸出香味，加入丝瓜炒至发软，加入开水烧沸约5分钟；放入蛋块，再用旺火烧3分钟，见汤汁变白时起锅装入碗内即成。

营养提示：丝瓜中含有丰富的营养素，有清暑凉血、解毒通便、祛风化痰、通络的功效。

6.1～2岁的宝宝辅食应如何添加

添加方法

主要食物：粥、面食（面条、面片、包子、饺子、馄饨、馒头、面包等）、软饭。

辅助食物：母乳或配方奶、白开水、水果汁、菜汁、菜汤、肉汤、米粉

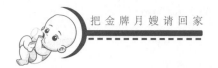

（糊）、磨牙食物、菜泥、水果、肉末、碎菜末、肝泥、动物血、豆制品、蒸全蛋、小点心（自制蛋糕等）。

餐次：配方奶2次，辅食3次。

上午	6点	母乳或配方奶200毫升，菜泥或面包30克
	8点	磨牙食物或小点心若干，菜汤或肉汤100毫升～120毫升，水果1～3片
	10点	粥1小碗（加肉松、菜泥、菜末等），鸡蛋1/2～1个，饼干2块或馒头1小块
	12点	碎肉末或碎菜末、豆腐、动物血、肝30克～60克，温开水或水果汁、菜汁100毫升～120毫升
下午	2点	软饭1小碗，碎肉末或碎菜末、豆腐、动物血、肝30克～60克，鸡蛋1/2个
	4点	磨牙食物或小点心若干，水果1～3片，温开水或水果汁、菜汁100毫升～200毫升
	6点	面条、面片1小碗、小饺子3～5个、小馄饨5～7个，豆腐、动物血、肝末、肉末或碎菜末30克～50克，肉汤50毫升～100毫升
晚上	8点	馒头或蛋糕、面包1小块，磨牙食物若干，温开水或水果汁、菜汁100毫升～120毫升
	10点	母乳或配方奶200毫升

虾泥

原料：虾3只，料酒、淀粉适量。

做法：虾去壳剥出虾仁，将虾仁洗净；把虾仁剁碎，然后加料酒、淀粉，拌匀后蒸熟即可。

海鲜粥

原料：大米50克，鲜虾仁20克，芹菜末少许，高汤4杯。

做法：大米加入高汤，小火慢熬成粥状；将虾仁蒸熟，切成小粒，放入粥内，加入芹菜末，熬5分钟即可。

🍲 清蒸肝糊

原料：猪肝125克，鸡蛋半个，葱花、香油、精盐各适量。

做法：将猪肝去掉筋膜，切成小片，和葱花一起炒熟，盛出剁成细末；将猪肝末放入碗内，加入鸡蛋液、清水、精盐、香油搅匀，上屉用旺火蒸熟即成。

营养提示：此菜能提供大量的维生素A、铁、蛋白质等营养素，具有养肝明目、益智安神、益腑补脏、清热解毒的作用。

🍲 西红柿鱼糊

原料：净鱼肉100克，西红柿半个，精盐1克，鸡汤200克。

做法：将鱼肉放入开水锅内煮后除去骨刺和皮；西红柿用开水烫一下，剥去皮，切成碎末；将鸡汤倒入锅内，加入鱼肉同煮，稍煮后加入西红柿末、精盐，用小火煮成糊状即成。

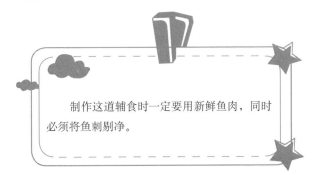

制作这道辅食时一定要用新鲜鱼肉，同时必须将鱼刺剔净。

营养提示：此菜含有丰富的蛋白质、钙、磷、铁和维生素C及胡萝卜素等多种营养素，有助于婴幼儿生长发育。

煎菜饼

原料：卷心菜叶几片，鸡蛋1个，面粉100克，调味水（酱油+水）、熟玉米粒、葱花各适量。

做法：卷心菜叶切丝；鸡蛋打散，倒入适量调味水搅拌均匀；倒入面粉搅拌均匀；把切好的卷心菜丝、葱花、玉米粒倒入杯子中，加上拌匀的1/4的面糊，在杯子中用小勺搅拌均匀；电热锅通电（或平底锅烧热），放油，把拌好的面糊倒入，均匀铺开，用木铲翻一面继续煎一会儿即可。煎熟后挤上色拉酱和甜面酱，趁热吃。

这道辅食适于1岁半以上的宝宝食用。

营养提示：宝宝慢慢长大，辅食也要逐渐增加，这款煎饼加入了蔬菜和鸡蛋，不但宝宝爱吃，还有足够的营养。

🍼 注意事项

●别把鱼肝油错当成鱼油

1岁至1岁半的宝宝正处于智力快速发育时期，通常家长们会给宝宝添加鱼油，其实宝宝1岁以后可摄入各种自然食物，只要让宝宝经常吃些深海鱼（如马哈鱼、三文鱼、鲑鱼等），是不会缺少益智因子的。特别是有些家长错把鱼肝油当成鱼油添加，这是不对的，一旦摄入过多将危害到宝宝的身体健康。

●吃水果的注意事项

宝宝1岁后很多水果都可以吃了，但也要注意必须洗净、去皮。如果给宝宝喂食葡萄、樱桃等又小又圆的水果时要小心。又小又圆的水果易使宝宝发生呛噎。为了避免宝宝吃水果后出现皮肤瘙痒等过敏现象，有些水果在喂前可煮一煮，如菠萝、杧果等。此外，水果含糖比较多，会影响宝宝对奶及其他食物的摄入量，所以给宝宝喂水果最好在喂奶或吃饭后。

●动物肝脏不宜吃得太多

虽说动物肝脏含有丰富的维生素A，是宝宝生长发育不可缺少且又容易缺乏的营养素，但并非摄入越多越好，过量摄入动物肝脏也会影响宝宝的健康。

●鸡蛋不宜吃得太多

1岁以后鸡蛋仍不能代替主食，有些父母为了宝宝身体长得更健壮些，几乎每餐都给宝宝吃鸡蛋，这很不科学。过多摄入鸡蛋会增加宝宝胃肠道的负担，重者还会引起宝宝发生消化不良性腹泻。

●注意培养宝宝良好的进食习惯

因为这个阶段的宝宝刚刚学会走路，对走路有着浓厚的兴趣，他对于玩的兴致也很高，于是经常在吃饭时不能集中注意力，食欲不佳。这时，如果家长总是追在宝宝后面喂饭，宝宝会逐渐把躲避你的追和撵当成一种娱乐，就更没有心思吃饭了。因此应该培养宝宝良好的进食习惯。首先让宝宝在固定的时间、固定的地点吃饭，甚至所坐的桌椅，所用的碗碟、勺子也要固定。吃饭时不要让宝宝一边吃一边玩，更不能养成宝宝前边跑，大人后边追着喂的坏毛病。另外在吃饭时，还必须将那些可能会转移宝宝注意力的东西或玩具移开，使他专心致志地吃饭。

●培养宝宝有规律的生活习惯

什么时候吃饭，什么时候睡觉，宝宝自己心里有数了，到时候不必大人

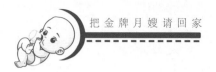

提醒，宝宝就知道该做什么了。良好的生活习惯一方面能够保证宝宝的身心健康，另一方面也能培养他的自我控制能力。

●什么时候可以开始给宝宝喝鲜牛奶

在宝宝1岁以内都要坚持给其喂母乳或配方奶粉。一旦宝宝到了1岁，就可以开始给他喝牛奶了。为什么要等到1岁以后再让宝宝喝牛奶呢？因为牛奶里的铁含量不足，不适合1岁之前的宝宝饮用。配方奶粉含有的铁和维生素比牛奶多，其成分最接近母乳，是1岁以内宝宝唯一可以替代母乳的食物。在母乳喂养6个月之后，就需要给宝宝补铁了。

●每天给宝宝喝多少牛奶

宝宝需要每天最少喝350毫升全脂奶。如果他不愿意喝奶，可以每天尝试给他吃两份富含钙的食物，酸奶、奶酪、罐装沙丁鱼、豆腐等都富含钙质。但是也要注意，不能让宝宝喝太多牛奶，以免他没有胃口再吃其他有营养的饭菜了。

●为什么要给宝宝喝全脂奶

全脂牛奶对宝宝很重要，因为他需要牛奶脂肪提供的能量。脂肪内也包含必要的维生素A和维生素D，所以如果撇去了奶中的脂肪，维生素也就减少了。至少在2岁之前，应该给宝宝喝全脂牛奶。

●牛奶要24小时内喝完

鲜奶一定要放到冰箱保存。给宝宝饮用的牛奶，放置不要超过24小时。如果冲泡的配方奶，在室温中放置超过1小时也不应再给宝宝喝了。

7.2～3岁宝宝辅食应如何添加

 添加方法

2～3岁的宝宝基本上可与成人吃一样的食物了，对饮食的限制也较少。根据地区食物的不同，可增添各种花样的食物。

由于宝宝的消化吸收能力发育已相当完善，乳牙也基本长齐，此时粗粮也应正式进入宝宝的餐谱。因为粗粮中含有丰富的营养物质，如B族维生素、膳食纤维、不同种类的氨基酸、铁、钙、镁、磷等，所以能满足宝宝的营养需求。偶尔吃粗粮、杂粮，比如玉米粥、山芋粥、黑米、小米（最有营养，而且健脾），以及各种豆类、坚果都是不错的选择。

 辅食推荐

清蒸肝糊

原料：猪肝、香葱末、鸡蛋、盐、香油各适量。

做法：将猪肝去掉筋膜，切成小片，和葱末一起炒熟，盛出剁成细末；将猪肝末放入碗内，加入鸡蛋液、清水、盐、香油搅匀，上屉用旺火蒸熟即可。

营养提示：此菜能提供大量的维生素A、铁、蛋白质等营养素，具有养肝明目、益智安神、益腑补脏、清热解毒的作用。

补锌食谱：胡萝卜西红柿汤

原料：胡萝卜、西红柿、鸡蛋、姜丝、葱末、花生油、盐、白糖均

适量。

做法：胡萝卜、西红柿去皮切厚片；热锅下油，倒入姜丝煸炒几下后放入胡萝卜翻炒几次，加入清汤，中火烧开；待胡萝卜熟时下入西红柿，调入盐、白糖，把鸡蛋打散倒入，撒上葱花即可。

营养提示：西红柿有清热解毒的作用，所含胡萝卜素及矿物质是补锌的佳品。

🥄 补充维生素食谱：酸奶杂果色拉

原料：酸奶100克，西瓜250克，猕猴桃1只，黄桃（罐头装）1只。

做法：将西瓜去皮、去子，猕猴桃去皮；将西瓜、猕猴桃、黄桃分别挖成小球状（或切成小丁），装在碗中，淋上酸奶，拌匀即可。

这份水果色拉适合2岁半以上的宝宝食用。

营养提示：在干燥的秋季多吃水果能补充更多的水分。这份美味的水果色拉，妈妈不但不用担心孩子不爱吃，还可以给自己也做一份呢!

🥄 肉末茄泥

原料：圆茄子1/3个，精肉末1勺，湿淀粉少许，蒜1/4瓣，盐、麻油各少许。

做法：蒜剁碎，加入精肉末中；精肉末用湿淀粉和盐搅拌均匀，腌20分钟；圆茄子横切1/3，取带皮部分较多的那半，茄肉部分朝上放碗内，将腌好的精肉末置于茄肉上，上锅蒸至熟；取出，淋上少许麻油，拌匀即可。

营养提示：利于小儿补充钙质。

猪骨胡萝卜泥

原料：胡萝卜1小段，猪骨适量，醋2滴。

做法：猪骨洗净，与胡萝卜同煮，并滴2滴醋；待汤汁浓厚、胡萝卜烂时捞出猪骨和杂质，用勺子将胡萝卜碾碎即可。

营养提示：猪骨中的脂肪可促进胡萝卜素的吸收。

鸡汁土豆泥

原料：土鸡1只，土豆1/4个，姜、盐各适量。

做法：将土鸡洗净斩块，入沸水中焯一下，慢火熬汤，取部分汤汁冷冻；土豆洗净去皮上锅蒸熟，取出研成泥；取鸡汤2勺，加入姜和少许盐，稍煮，浇到土豆泥中即可。

腊八粥

原料：薏米仁50克，花生、黄豆、红豆、糯米、红枣、莲子、桂圆肉各10克，糖适量。

做法：花生、黄豆、薏米仁、红豆洗净浸泡5小时左右，然后加水10杯，将之煮至软熟；再加入糯米、莲子和红枣，继续煮25分钟；最后加入桂圆肉，煮20分钟，放糖煮开即可。

海鲜粥

原料：大米50克，鲜虾仁20克，芹菜末少许，高汤4杯，盐少许。

做法：把大米加入高汤中，小火慢熬成粥状；将虾仁蒸熟，切成小粒，

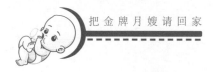

放入粥内，加入少许盐，熬5分钟；将芹菜末加入粥内煮熟即可。

猪肝泥粥

原料：猪肝适量，大米50克，高汤4杯，盐、料酒各少许。

做法：大米加入高汤中，小火慢熬成粥状；取猪肝少许切片，加少许盐和料酒炒熟，去腥味，然后用小勺压成泥状，拌入粥中，继续煮5分钟即可。

鱼粥

原料：大米150克，鲈鱼（或其他多肉少刺的鱼）1条，高汤4杯，盐少许。

做法：大米加入高汤中，小火慢熬成粥状；鱼整条蒸熟去骨去刺，挑出适量鱼肉切碎，拌入粥中，加入少许盐，熬5分钟即可。

韭菜蛋粥

原料：韭菜10克，大米50克，鸡蛋1个，高汤4杯。

做法：大米加入高汤中，小火慢熬至米粥九成熟；将韭菜切成小段；将鸡蛋打散、炒熟、弄碎，然后将韭菜和鸡蛋一起加入米粥中，继续煮至烂熟即可。

鸡肝胡萝卜粥

原料：鸡肝2个，胡萝卜10克，大米50克，高汤4杯，盐少许。

做法：大米加入高汤中，小火慢熬成粥状；鸡肝及胡萝卜洗净后，蒸熟捣成泥，加入粥内，加盐少许，煮熟即可。

香香炒米饭

原料：米饭50克，土豆10克，黄瓜10克，黑木耳5克，鸡肉10克，植物油、葱花、黄酒、盐、味素各少许。

做法：将鸡肉、土豆、黄瓜切成丁；黑木耳用水泡发后略用刀切几下；把炒锅置于旺火上，加入少许油，待烧热后先放入鸡丁煸炒片刻，再加入少许汤水；烧开后略微焖烧一会儿，等鸡丁熟烂后放入土豆丁和黑木耳，稍煮片刻取出待用；炒锅放入少许油烧热，放入米饭、葱花煸炒几下，放入黄瓜丁及其他原料，加入少许黄酒、盐和味素一起煸炒至入味即可。

营养提示：米饭是2岁以上宝宝的主食，如果宝宝不爱吃，可在里面加一些别的东西，引起宝宝的兴趣。

6

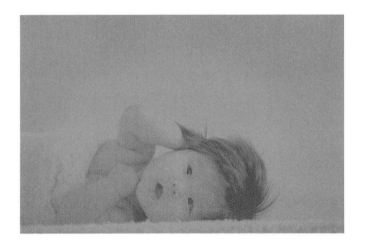

给宝宝断母乳的时间与方法

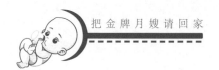

一般来说，给宝宝断母乳要考虑到妈妈和宝宝两方面因素。

妈妈因素决定断母乳时间

给宝宝喂奶对于妈妈来讲是件幸福的事情，但是现实生活中的一些情况影响着给宝宝继续喂母乳，比如奶水不足、上班、身体异样等原因。有的妈妈在宝宝4个月左右时就要上班，而且经常出差，所以不得不给宝宝断母乳。

宝宝因素决定断母乳时间

最好是在春天或秋后的凉爽季节，因为这时气候宜人，蔬菜、水果又很丰富，宝宝比较容易适应。

随着宝宝的生长，食量逐渐增大，胃肠道内的消化酶也逐渐增多，6～7个月后又长出了牙齿，消化能力越来越强，对食物和营养也有了新的要求。此外，有的宝宝只吃母乳而不愿吃其他食物，这势必造成营养不良，影响宝宝的生长发育。

断母乳的最佳方式

不管妈妈选择什么时候给宝宝断母乳，都要注意，不能说断就断，要有一个循序渐进的过程，否则宝宝一下子不能适应新的食物，可能拒绝进食，也可能因为不适应新的饮食而造成消化不良等疾病。

1.逐渐断母乳

如果宝宝对母乳依赖很强，快速断母乳可能会让宝宝不适。如果你非常重视哺乳，又天天和宝宝在一起，突然断母乳可能让宝宝有失落感，因此你可以采取逐渐断母乳的方法。从每天喂母乳6次，先减少到每天5次，等妈妈和宝宝都适应后再逐渐减少，直到完全断掉母乳。

2.少吃母乳，多吃配方奶

开始断母乳时，可以每天给宝宝喝一些配方奶。需要注意的是，尽量鼓励宝宝多喝配方奶，但只要他想吃母乳，妈妈不该拒绝他。

3.断掉临睡前和夜里的奶

大多数宝宝都有半夜里吃奶和晚上睡觉前吃奶的习惯。宝宝白天活动量很大，不喂奶还比较容易。最难断掉的，恐怕就是临睡前和半夜里的奶了。可以先断掉夜里的奶，再断临睡前的奶。这需要妈妈的积极配合。宝宝睡觉时妈妈避开一会儿，宝宝见不到妈妈，刚开始肯定要哭闹一番，不过，稍微哄一哄也就睡了。刚开始断母乳时宝宝会折腾几天，但宝宝会一次比一次闹得程度轻些，渐渐地宝宝就会乖乖躺下睡了。

4.减少对妈妈的依赖

断母乳前，要有意识地减少妈妈与宝宝相处的时间，增加爸爸或其他人照料宝宝的时间，给宝宝一个心理上的适应过程。刚断母乳的一段时间，宝宝

会对妈妈比较黏，这个时候，爸爸可以多陪宝宝玩一玩。刚开始宝宝可能会不满，以后就习以为常了。让宝宝明白爸爸一样会照顾他，而妈妈也一定会回来的。对爸爸的信任，会使宝宝减少对妈妈的依赖。

其他看护人也要有意识地多与孩子接触，与宝宝一起玩游戏或者带宝宝外出游玩，尽量让孩子减少对妈妈的依赖。把孩子的注意力转移到游戏和游玩中去，减少吃母乳的欲望。断母乳期间，宝宝最好不要与妈妈同床睡觉，或是同屋不同床，这样孩子不会因为闻到妈妈身上的气味而引起吃母乳的欲望。

5.培养孩子良好的行为习惯

断母乳前后，妈妈因为心理上的内疚，容易对宝宝纵容，要抱就抱，要啥给啥，不管宝宝的要求是否合理。要知道越纵容，宝宝的脾气越大。在断母乳前后，妈妈适当多抱一抱宝宝、多给他一些爱抚是必要的，但是对于宝宝的无理要求不要迁就，不能因为断母乳而养成宝宝的坏习惯。

断母乳后如何回奶

有的妈妈在给宝宝断母乳的时候，仍然有奶水，但是又不能给宝宝吃，这就需要回奶。那么怎么回奶呢？

回奶的方法

目前回奶的方法主要有两种，一种是人工回奶，另一种是自然回奶。

对于母乳喂养时间达到10个月以上的，妈妈可使用自然回奶的方法，而有些因为一些特殊原因，如因工作或疾病等不能给宝宝喂奶需要提前断乳者，可采用人工回奶的方法。另外，对于正常断母乳的妈妈，如果奶水依然很多，自然回奶效果不好的，也可采用人工回奶的方法。

自然回奶

逐渐减少喂奶次数，缩短喂奶时间，这样宝宝的吮吸刺激就会减少，乳汁分泌就会下降。同时也要注意饮食，少食下奶的食物及汤汁。这样乳汁就会逐渐减少以至全无。

胀奶法

任乳房胀满，不给宝宝喂奶，也不用吸奶器吸。忍受疼痛，一般1周左右便可回奶。如果实在痛得受不了，就用吸奶器吸掉一点

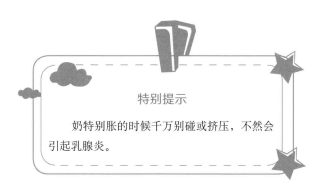

特别提示

奶特别胀的时候千万别碰或挤压，不然会引起乳腺炎。

点，一天比一天吸得少，不痛就不吸。切记一定不能再让宝宝吸吮。

人工回奶法

麦芽100克洗净放锅内，加水，大火烧开后转小火熬1小时，加入适量红糖稍煮即可。去渣取汁。这是一天的量，一天分两次喝完，连服3日。麦芽一般在中药店里都能买到。有的药店也有卖专门回奶的药。多吃韭菜也能帮助回奶。

在断母乳前先让宝宝习惯配方奶，接受配方奶，断母乳后才能够由配方奶来代替母乳的营养。宝宝1岁前不宜直接饮用鲜牛奶，因为幼儿的肾脏功能发育尚不完善，直接喂鲜牛奶会对幼儿肾脏和肠道造成较大的负担。

断母乳后妈妈如何减肥

1.控制饮食

宝宝不再吃母乳，妈妈的胃口自然就小了。断母乳后妈妈的饮食应该少吃多餐，以水果、蔬菜等富含维生素的食物为主，少吃油腻性食物和零食，特别是晚餐应控制在七分饱。有些妈妈可能习惯了哺乳期那种饮食习惯，断母乳后难以改变，依然大吃大喝，会让身材变得更胖，不利于减肥。

2.自己带孩子

因断母乳后宝宝不再吃母乳，有的妈妈就想着终于可以好好休息了，于是把宝宝交给家人带。其实断母乳后宝宝最好是自己带，一来可以增加感情，二来在照顾宝宝的过程中，自己也在运动，同时也在消耗体内的水分和脂肪。

3.适当做家务、增加运动量

到了断母乳阶段，妈妈的身体已经基本恢复正常了，做一些家务劳动，既可以减轻家庭负担，又可以消耗脂肪，更有利于身材的恢复。还可以做一些产后瑜伽、产后健身操、快走、散步、跑步等活动。

7

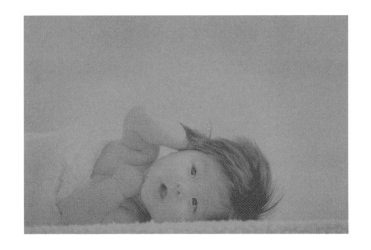

宝宝的牙齿保健

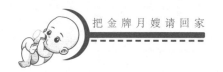

宝宝何时开始出牙

宝宝一般在6~8个月大的时候开始长牙，到2岁半左右20颗乳牙将全部长出。但由于每个宝宝发育情况的不同，长牙时间也会有提前或延迟的可能。有的宝宝可能会早些，甚至在出生时即已萌出第一对乳牙；有的则会晚些，要等到快满周岁时才萌出。但若宝宝1周岁后仍不见乳牙萌出，就应到医院进行检查。

婴幼儿出牙顺序是从前牙到后磨牙以及左右对称性萌出。下牙萌出早于同名上牙。多数情况下，尖牙的萌出要晚于第一乳磨牙。具体的萌出时间与顺序如下图：

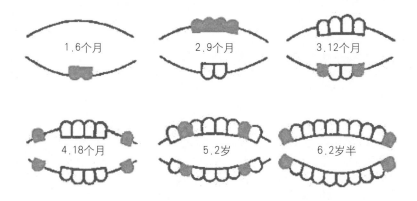

宝宝出牙期常见的不适表现

发热：有的宝宝出牙时会发低热，体温多数在38℃以下。

流涎：牙齿刚萌出时刺激了齿龈上的神经末梢，使唾液分泌增多，但宝宝还不会吞咽过多的唾液，造成不自主地流口水。

痒：牙胚由于萌出时向上顶，会让宝宝常有发痒、不舒服的感觉，因而喜欢咬乳头、咬人、咬坚硬的东西，以消除不适感。

哭闹：牙齿不仅白天长，晚上也在长，由于痒和不舒适，出牙期间宝宝晚上经常哭闹，难以入眠，这些现象会一直持续到牙齿萌出。

宝宝出牙期护理要点

乳牙长得好不好对宝宝一生的口腔健康和全身健康都至关重要。所以，口腔保健要从宝宝长牙开始，保护好乳牙十分重要。如果乳牙是龋齿，就会引发牙髓炎或牙周炎，最终会影响以后恒牙的萌出，导致恒牙长出后不牢固，容易损坏。如果乳牙过早或过迟脱落，恒牙就会长得位置不正或长不出来，使得牙齿排列不齐、咬合不正，影响孩子以后对食物的咀嚼或牙齿的美观。

牙齿的发育需要多种维生素（如维生素A、维生素D、维生素C）以及钙、磷、镁、氟等元素，因此，宝宝出牙期间的饮食调理很重要，尽量让宝宝多吃含有丰富钙质、蛋白质和维生素D的食物，如乳制品、大豆及其制品、动物肝脏、鱼和虾皮等。

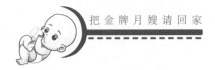

经常带宝宝到户外活动，晒晒太阳，以利于钙的吸收。

一旦发现宝宝有出牙迹象，如爱咬人时，可以给宝宝消过毒的牙胶让他去啃。已经添加辅食的宝宝可以给他香蕉、磨牙棒等，但需要有人在一旁看护，防止掉渣发生意外。

磨牙棒帮助宝宝磨出健康好牙

宝宝出乳牙的时候，牙龈需要得到很好的呵护，这对将来长出一口洁白整齐的牙齿非常重要。在这期间，宝宝牙龈会产生痛痒的感觉，喜欢见什么咬什么，这不仅不卫生，更重要的是容易造成对牙龈的损伤。适时使用磨牙棒，不但能满足宝宝喜欢咬东西的需要，而且能避免宝宝的牙龈受损，缓解出牙痛痒的症状。

在宝宝用磨牙棒时应有人看护，同时注意让宝宝保持坐立姿势，不能躺着，以免被噎。

另外，为保证安全，还可以给宝宝用一些洗净的蔬菜，如比较硬的胡萝卜、黄瓜、苹果条、芹菜梗等，既经济又安全。

宝宝多大可以刷牙

一般情况下宝宝在2岁到2岁半乳牙长齐的时候就可以刷牙了。1岁宝宝应该注意预防龋齿。妈妈可以把纱布缠到手指上，蘸水帮宝宝擦洗乳牙和牙龈，清洁口腔的同时还可以刺激牙床，促使乳牙萌出。

8

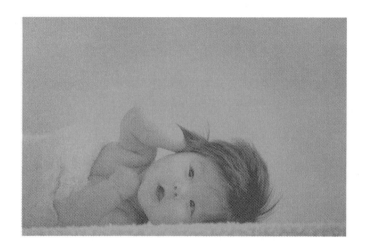

关于孩子的身高

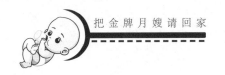

哪些因素影响孩子的身高

1.营养

身长是头、脊柱和下肢的总和，是反映骨骼，特别是长骨生长的重要标志。当孩子营养不能满足骨骼生长需要时，身长增长的速度就会减慢。与骨骼生长关系密切的营养素主要有维生素D、钙和磷。碘和锌不足，也会造成孩子个子矮小。

2.睡眠

脑下垂体分泌的生长激素，是刺激孩子生长的重要激素。人体生长激素的分泌一天24小时内是不平衡的，其分泌量睡眠时高于觉醒时。睡眠不足会影响孩子长个儿，一般新生儿每昼夜睡眠要求20小时，2～6个月为15～18小时，6～18月为13～15小时，18～36个月为12～13小时，3～7岁为11～12小时。

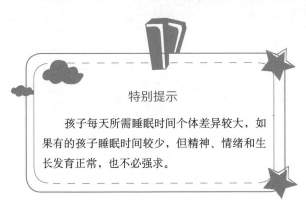

特别提示

孩子每天所需睡眠时间个体差异较大，如果有的孩子睡眠时间较少，但精神、情绪和生长发育正常，也不必强求。

3.运动

运动能促进血液循环，改善骨骼的营养，使骨骼生长加速、骨质致密，促进身长的增长。3～4个月前的孩子每天应俯卧数次，以促进全身活动，并应随着月龄的增长及时培养翻身、爬、站、走等基本能力。孩子不应过久地抱着或坐着，孩子抱着不便于活动全身，久坐会影响下肢发育。此外，孩子学会坐后常常不愿学翻身和爬。

4.疾病

很多疾病都会影响孩子的生长发育，一般急性病仅影响体重，慢性病则可能影响身长。如经长期测量观察，孩子的身长始终低于同年龄小儿平均身长的10%以上，则称为"生长迟缓"；低于30%以上则属异常，都应及时诊治。

5.遗传和性别

据报道，相当一部分孩子的身长受遗传影响。在性别方面，男孩一般高于同龄女孩。

6.生活环境、社会文化、气候、地区

据调查，我国北方的孩子比南方的孩子要高些。生活环境、社会文化水平高的地区，孩子也长得较高。

怎样才能让孩子长得更高

一般来讲，最有效的锻炼项目是跳跃、跑步、摸高、做自由体操、打篮球、打排球、游泳、跳绳和引体向上等运动。跑步、跳跃、负重运动，主要能

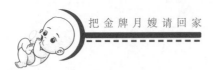

起到牵拉肌肉和韧带、刺激骺软骨增生的作用；引体向上则可以拉伸脊柱，使脊柱尽力伸展，促进脊柱的生长；游泳时，用力伸展脊柱、蹬夹腿的动作以及水的浮力，对脊柱和四肢的增长很有利。

值得注意的是，人的身高还受内分泌的影响。因此，青少年运动切勿过量，以免影响睡眠，扰乱内分泌。另外，加强营养也是使身体长高的重要因素，加强锻炼的同时必须及时、足量地补充建造骨头的材料，如胶质和矿物质。

有助于孩子长高的五大食物

1.牛奶

牛奶是一种全营养品，它含有丰富的蛋白质、氨基酸、钙、磷等，有利于孩子生长发育。

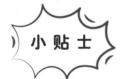

食用牛奶时应注意以下几点：

●牛奶不要煮开喝

牛奶煮开后，营养会有所损失，而且煮的时间越长损失越大。这是因为随着温度的升高，牛奶中所含的维生素、蛋白质等营养成分都会发生化学变化，不仅味道差些，还会转化成其他物质，所以牛奶加热时间不宜过长。

●煮奶时不要扔掉奶皮

在煮牛奶的时候我们会看到一层奶皮，很多家长在喂孩子的时候都将它去掉，这是不对的，因为奶皮中含有脂肪和丰富的维生素 A，对孩子的健康，尤其是对眼睛很有好处。

●牛奶中不要加入果汁

因为牛奶中的蛋白质遇到这些弱酸性饮料会形成凝胶物质，很不容易消化，所以应该将饮用果汁的时间与喂牛奶的时间隔开，一般 1 小时就可以了。

2.沙丁鱼

沙丁鱼是蛋白质的宝库。另外也可以食用鱿鱼、鲍鱼、鲤鱼和含钙、磷比较丰富的鱼松等。

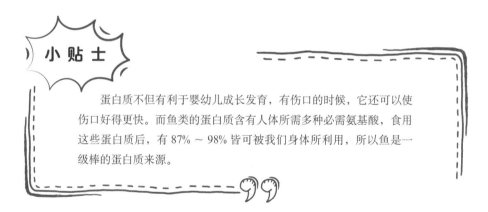

小贴士

蛋白质不但有利于婴幼儿成长发育，有伤口的时候，它还可以使伤口好得更快。而鱼类的蛋白质含有人体所需多种必需氨基酸，食用这些蛋白质后，有 87% ~ 98% 皆可被我们身体所利用，所以鱼是一级棒的蛋白质来源。

选购鱼类需注意的事项：

父母在喂小孩子时要注意把鱼刺去掉。此外，选购鱼类时还应注意以下 5点。

●肉质要有弹性。

●鱼鳃呈淡红色或暗红色。

●眼球微凸且黑白清晰。

●外观完整，无鳞片脱落之现象。

●无臭腥味者为新鲜的。

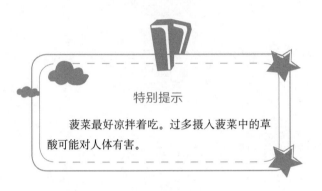

特别提示

菠菜最好凉拌着吃。过多摄入菠菜中的草酸可能对人体有害。

3.菠菜

菠菜富含维生素。另外，油菜的维生素含量也很丰富。

4.胡萝卜

胡萝卜含大量的维生素B_1、维生素B_2、维生素B_{12}、烟酸。儿童的菜肴里可多放些胡萝卜，大有益处。

5.柑橘

柑橘当中维生素A、维生素B_1、维生素C含量均高于苹果。橘子、香橙、柠檬都是属于柑橘类的食物，每天适量吃一些新鲜的柑橘类水果是非常好的。

食用橘子时应注意以下几点。

●控制食用量

据研究，成人每天吃3个橘子就能满足一个人一天对维生素C的需要量。若食用过多，过量摄入维生素C时，体内代谢的草酸会增多，易引起尿结石、肾结石。

●橘子不宜与萝卜同食

萝卜进入人体后，会产生一种抗甲状腺的物质。若这时进食橘子，橘子中的类黄酮物质会对甲状腺有抑制作用，从而诱发或导致甲状腺肿大。

●橘子与牛奶不宜同食

牛奶中的蛋白质易与橘子中的果酸和维生素C发生反应，凝固成块，不仅影响消化吸收，还会引起腹胀、腹痛、腹泻等症状。因此，吃橘子的前后1小时内不宜喝牛奶。

9

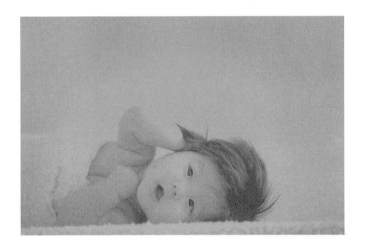

0～3岁婴幼儿早期智力开发

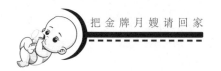
0～3岁婴幼儿的生长发育

年龄	体重/kg		身高/cm	
	男	女	男	女
01月	3.9～5.8	3.6～5.5	50.8～58.6	49.8～57.6
02月	4.9～7.1	4.5～6.6	54.4～62.4	53.0～61.1
03月	5.7～8.0	5.2～7.5	57.3～65.5	55.6～64.0
04月	6.2～8.7	5.7～8.2	59.7～68.0	57.8～66.4
05月	6.7～9.3	6.1～8.8	61.7～70.1	59.6～68.5
06月	7.1～9.8	6.5～9.3	63.3～71.9	61.2～70.3
08月	7.7～10.7	7.0～10.2	66.2～75.0	64.0～73.5
10月	8.2～11.4	7.5～10.9	68.7～77.9	66.5～76.4
12月	8.6～12.0	7.9～11.5	71.0～80.5	68.9～79.2
15月	9.2～12.8	8.5～12.4	74.1～84.2	72.0～83.0
18月	9.8～13.7	9.1～13.2	76.9～87.7	74.9～86.5
21月	10.3～14.5	9.6～14.0	79.4～90.9	77.5～89.8
2岁	10.8～15.3	10.2～14.8	81.7～93.9	80.0～92.9
2.5岁	11.8～16.9	11.2～16.5	85.1～98.7	83.6～97.7
3岁	12.7～18.3	12.2～18.1	88.7～103.5	87.4～98.9

从大动作、精细动作、语言、社交能力等来观测评价0～3岁婴幼儿的发展。但由于受遗传、营养、教育等因素的影响，存在个体差异，发展的速度与特点也不同。

1.0～1个月

大动作：四肢出现自发运动；拉着手腕可以坐起，头可竖直片刻（2秒）；俯卧时尝试着要抬起头来。

精细动作：有很强的吮吸能力，触碰手掌，他会紧握拳头。

认知发育：对不同味道做出反应。眼睛能注视红球，但持续的时间很短。喜欢注视人脸，听到声音有反应。当看见人的面部时活动减少。眼有光感，视力很模糊，20厘米～30厘米的东西看得还比较清晰。

语言发育：自己会发出细小声音。

情感与社交：哭闹时听到妈妈的呼唤声能安静下来。眼睛跟踪走动的人。对他讲话或抱着时表现安静，当抱着时，他表现出独特的有特征性的姿势（如像一只小猫一样紧紧地蜷曲）。

一昼夜睡18～20小时。

新生儿期的神经反射：

●食物反射：包括觅食反射、吮吸反射和吞咽反射。对出生仅半个小时且醒着的新生儿，当你用手指或乳头抚弄其面颊时，他会转头、张嘴，并有吮吸、吞咽动作，有如吃奶一样。这种反射在9个月后消失。

●定向反射：宝宝出生12～24小时后，就会把眼睛转向光源；强的响声还可使其停止吮吸动作。

●抓握反射：触摸出生两三天的新生儿的手掌时，其会握紧拳头。这种反射4个月时消失。

●巴布金反射：新生儿躺着时，按住其手掌，头就会转来转去，嘴巴张开，就像打哈欠一样。6个月后这种反射消失。

●巴林斯基反射：用手指轻划宝宝脚底外侧，由脚跟至脚尖，脚趾会像扇形样张开。6~9个月后这种反射消失。此后，再触划其脚底时脚趾就会朝里弯曲。

●惊跳反射：当新生儿受到突然的刺激，如响声等，就会伸开双臂、双腿，手指张开，背部伸展或弯曲，以及头朝后仰又迅速收回。这是一种全身动作，在新生儿躺着时看得最清楚。4个月后这种反射消失。

●游泳反射：将新生儿托起面部朝下，其四肢就会做游泳动作。6个月前将新生儿仰卧在水里其会表现有不经意的游泳动作；8~9个月后才表现为较随意的游泳动作。

●行走反射：托着新生儿的腋下让其光脚接触平面，其会作迈步动作，看上去非常像动作协调的行走。这种反射在8周后消失。

以上这些反射，有些是由于大脑皮层的成熟而受到抑制，在一定的时间内消失了；有些则具有明显的保护人体的作用，不会消失。凡有上述反射者，一般说明其神经系统发育正常，否则就有可能是不正常的表现。特别是某些宝宝如缺乏多种神经反射，其神经系统发育不良的可能性则较高，可请医生作进一步检查诊断。

2.2个月

大动作：拉着手腕可以坐起、头可短时（5秒）竖起；俯卧时抬头45°；

直立位头可转动自如，头可随看到的物品或听到的声音转动180°。

精细动作：手还不能主动张开，但可被动式的触摸。

认知发育：眼能追随活动的物体移动180°，眼睛能立刻注意到大玩具，并追随着人的走动。

语言发育：能发出 ɑ、o、e等音。

情感与社交：看见最主要看护者的脸会笑。自发微笑迎人，见人手足舞动表示高兴，能笑出声。

一昼夜睡16～18小时，新生儿时的反射开始消失。

3.3个月

大动作：俯卧时可抬头60°，抱直时头稳，俯卧时能翻身。

精细动作：两手可握在一起，拨浪鼓在手中能握0.5秒。

认知发育：眼睛跟随红球可转180°。

语言发育：听力较前灵敏，能辨别不同人说话的声音及同一人带有不同情感的语调；能笑出声。

情感与社交：见人会笑，逗引时有反应，逗引时出现动嘴巴、伸舌头、微笑和摆动身体等情绪反应；开始辨认生人和熟人。

4.4个月

大动作：俯卧时可抬头90°，扶腋可站片刻。

精细动作：可摇动并注视拨浪鼓。

认知发育：会用很长的时间来审视物体和图形，能找到声源。

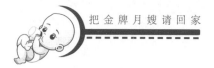

语言发育：会高声叫，咿呀作声。

情感与社交：认亲人，看到看护者时伸出两手期望抱他。

5.5个月

大动作：俯卧抬头90°，能抬胸，双臂支撑会翻身至仰卧。

精细动作：可抓住近处玩具。

认知发育：拿住一块积木注视另一块积木；会寻找东西，如手中玩具掉了，他会用眼睛找寻。

语言发育：对人及物发声。

情感与社交：见食物兴奋，能辨别陌生人；见陌生人盯着看、躲避、哭等，开始怕羞，会害羞地转开脸和身体。

6.6个月

大动作：轻拉腕部即可坐起。

精细动作：双手能拿起面前的玩具，能把玩具放入口中；两手可同时拿住两块积木；可将玩具从一只手换到另一只手，但动作仍稍显笨拙；会将拳头放在嘴里，喜欢把东西往嘴里塞；会撕纸。

认知发育：能看约75厘米远的物体，视力标准为0.04；玩具失落会找。

慢慢习惯用小勺喂着吃添加的辅食。大多数宝宝开始后半夜不吃奶，能整个晚上睡觉。开始长出乳前牙。

语言发育：叫名字会转头。

情感与社交：可自己吃饼干；会找躲猫猫（手绢挡脸）的人的脸；情绪

随着看护者情绪的变化而变化；高兴时大笑，会用哭声、面部表情和姿势动作与人沟通；当将其独处或别人拿走他的小玩具时会表示反对。

7.7个月

大动作：扶腋下能站直，扶他站起时，能在短时间内自己支撑。

精细动作：可自己先取一块积木，然后再取另一块；手指协调能力更好，如打开包糖纸。

认知发育：会用手指向他感兴趣的东西。将积木换手；伸手够远处的玩具。

语言发育：可发da-da、ma-ma等音，无所指。

情感与社交：对着镜子做游戏；能分辨出生人。

8.8个月

大动作：会爬、双手扶物可站立。

精细动作：手中可拿两块积木，并试图取第三块积木。

认知发育：喜欢看图画；用手去够能走动的玩具；有意识地摇铃。

特别提示

这个阶段的宝宝可有规律地在固定时间大便，下颌开始长出第一乳磨牙。流涎的现象减少。一昼夜睡14小时左右。

语言发育：会模仿声音。

情感与社交：懂得成人面部表情，以哭引人注意。听从劝阻。喜欢重复

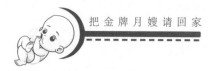

做游戏或动作，例如摆手表示再见，玩拍手、躲猫猫等游戏。

9.9个月

大动作：独站较稳，自己扶物可走；独走几步即扑向大人怀里；拉双手会走；自己扶栏杆站起来，自己会坐下；自己扶物能蹲下取物，但不会复位。

精细动作：故意把东西扔掉又捡起；把球滚向别人；将大圆圈套在木棍上。从杯中取出积木，积木对敲。

认知发育：能懂得一些词语的意义，如问："灯在哪儿呢？"会用手指灯；向他索要东西知道给。

语言发育：会做欢迎、再见的手势。

情感与社交：显示出更强的独立性，不喜欢大人搀扶和被抱着；会表示不要；对陌生人表示好奇。

10.10个月

大动作：会拉住栏杆站起身，扶住栏杆可以走。

精细动作：拇指、食指动作熟练。

认知发育：能双手端碗，会试着自己用小勺进食；可拿掉扣住积木的杯子，并玩积木；找盒内的东西。

语言发育：会模仿声音。

情感与社交：懂得常见物及名称，会表示；受挫折时常常发脾气；对玩具有偏爱。

11.11个月

大动作：扶物蹲下取物；独站片刻。

精细动作：会用2～3块积木垒高；能抓住一支蜡笔涂画；会模仿妈妈（主要教养者）做家务，如扫地；可将积木放入杯中；可模仿推玩具小车；能把水从一个容器倒入另一个容器中等。

认知发育：会挑出不同的物品；能在镜中辨认出自己，并能叫出镜像中自己的名字。

语言发育：有意识地发一个字音。

情感与社交：懂得"不"；模仿拍娃娃；醒着躺在床上四处张望，个别孩子吮手指习惯达到高峰，特别是在睡觉时；喜欢单独玩或观看别人做游戏。

12.12个月

大动作：独自站稳；牵一只手可以走，而且走得比较稳；自己能蹲，不扶物就能复位；扶着一只手能上下楼梯2～3级；会跑，但不稳。

精细动作：全掌握笔能画出线条；会扔出球去，但无方向。

认知发育：开始能表示大小便；能用玩具电话做出打电话的样子；开始知道"书"的概念，喜欢模仿翻书页。

上下第一乳磨牙大多长出，乳尖牙开始萌出；会咀嚼像苹果、梨等食物，并能很协调地在咀嚼后咽下；前囟门闭合（正常为12～18个月）。

语言发育：叫妈妈、爸爸有所指；向他要东西知道给。

情感与社交：在很短的时间内表现出丰富的情绪变化，如兴高采烈、生

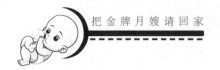

气、悲伤等；看到别的小孩哭时表现出痛苦的表情或跟着哭，表现出同情心；可准确地表示愤怒、害怕、嫉妒、焦急、同情、倔强等情绪。

13.1~2岁

大动作：连续跑3米~4米，但不稳；自己上下床（矮床）；会用脚尖走路（4~5步），但不稳；一手扶栏杆自己上下楼梯（5~8级）；开始做原地的跳跃动作，如双脚跳起（同时离开地面）；能踢大球，能蹲着玩，能够双手举过头顶掷一个球；能够根据音乐的节奏做动作。

精细动作：会把5~6块积木搭成塔。

认知发育：能记住生活中熟悉物放置的固定地方，如糖罐；喜欢看电视，口数1~5，口手一致能数1~3；开始理解事件发生的前后顺序；开始知道自己是女孩还是男孩。

情感与社交：能区别成人的表情，当父母或看护人离开房间时会感到沮丧；与父母分离有恐惧感；对自己的独立性和完成一些技能感到骄傲；不愿把东西给别人，只知道是"我的"。情绪变化开始变慢，如能较长地延续某种情绪状态；交际性增强，较少表现出不友好和敌意；会帮忙做事，如学着把玩具收拾好；游戏时模仿父母的动作，如假装给娃娃喂饭、穿衣。

进餐：开始长第二乳磨牙，牙齿大概16颗；学拿匙往嘴里送食物；1岁半会双手捧杯子喝水；2岁时会自己用匙吃饭，饭后自己用餐巾擦嘴。

穿、脱衣服能力：1岁半知道穿衣时伸胳膊，穿裤时伸腿，穿袜时伸脚。2岁时学扣扣子，学穿满裆裤。2岁时学习自己脱鞋袜，解上衣扣，在成人帮助下可脱去外衣。

盥洗：懂得要洗手，会自己做擦鼻子的动作。2岁时学会洗手，用毛巾擦手，能用手帕擦鼻涕。

大小便：会主动表示大小便，白天基本不尿湿裤子。

14.2～3岁

这时宝宝的跑动能力有所提高，但往往不容易自己停稳，动作还不是很协调。模仿成人做事是这时宝宝非常热衷的一项活动。宝宝可能会把家里的冰箱门一会儿打开一会儿关上，把椅子推来推去，拿块抹布跟着大人东擦西擦，一会儿也不闲着。喜欢自己洗手，试着自己穿衣服，看到大人刷牙也会要求试一试。

大动作：可单脚站5～10秒；能双脚离地腾空连续跳跃2～3次，能双脚交替灵活走楼梯，能走直线，能跨越一条短的平衡木；能将球扔出3米多；能按口令做操（4～8节），动作较准确。

精细动作：可用积木（积塑）搭（或插）成较形象的物体；能模仿画圆、十字形和方形；会扣衣扣，会穿简单外衣；试用筷子。

认知发育：可口数6～10，口手合一能数1～5；可认识黄色、绿色；懂得"里""外"。

情感与社交：知道家里人的名字和简单的情况；倾向于属于自己性别的玩具；可与他人一起玩简单的游戏，如玩过家家游戏。晚上能控制大小便，不尿床。

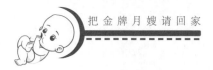

进餐：3岁时能独立吃饭，注意不撒饭粒。

穿、脱衣服能力：3岁时能自己脱鞋袜及一部分衣裤；知道脱衣顺序，衣服放在固定的地方。3岁时，在成人帮助下逐渐能独立穿衣裤和鞋袜、系鞋带；分清左右脚；知道穿衣顺序。

盥洗：3岁时会用肥皂洗手。

影响大脑发育的因素和早期教育原则

1.影响大脑发育的因素

有很多因素影响着大脑的发育，包括遗传因素、营养状况、家庭环境、日常经历和身体锻炼等。过去，一些科学家们认为大脑的发育是由遗传决定的，拥有什么样的基因就发育成什么样的大脑，发育的过程遵循一个既定的程序。但现在越来越多的人相信，早期经历在很大程度上影响大脑和特定回路的形成。

外界环境通过感官来刺激宝宝的大脑——视觉、听觉、嗅觉、触觉、味觉。宝宝闻到妈妈皮肤散发的气味（嗅觉），听到爸爸浑厚的声音（听觉），看到房间里色彩鲜艳的一件玩具（视觉），感受到温暖大手的轻柔抚摸（触觉），这些感受都会传入大脑，共同塑造大脑回路的形成。

早期智力开发，促进大脑发育，也就是早期给感官以合理的刺激，使它们增加反应的敏感性，启发婴幼儿的潜在智力，培养婴幼儿记忆力、注意力、思维能力和想象力，以及良好情绪和意志等。

2.早期教育应遵循的原则

●顺其天性

应根据婴幼儿大脑发育每个阶段的特点进行训练，抓住大脑发育的关键时机，提供环境条件以发展孩子的智力潜力，既要注意刺激、诱发儿童智力的发展，又要重视培养，发展儿童的良好行为和个性品德。

●循序渐进

由易到难，由浅到深，不能超过他们的实际水平和能力，不能操之过急，否则反而会妨碍儿童智力的发展。

●因材施教

不同的孩子由于遗传素质、生活环境、接受教育及个人努力程度不同，其兴趣、能力、性格也都不同，即使是双胞胎其智力水平也不完全相同。因此要根据每个孩子的个性特征，实施不同的教育。

●寓教于乐

做游戏和讲故事是最生动、具体的教育形式，通过游戏活动促进孩子的动作、技能的发展，言语的发育，发挥他的创造性，促进思维能力及想象力的发展。给孩子讲故事具有培养其表达力、注意力、思维能力及想象力的综合作用，但应注意故事内容要适合孩子的智力水平，言语要生动。

●注意表率作用

父母的一言一行对孩子都是教育，如对孩子的诚实守信，穿衣服整齐卫生，

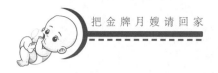

言语的温柔礼貌，举止的优雅得体，处事有条不紊，对长辈的尊敬孝顺等。

3.让宝宝愉快学习的几种方法

在婴幼儿时期宝宝能自觉地吸收大量信息和学习丰富的知识。如果他是个很聪明的宝宝，效果会特别显著。父母所能做的最重要的事情，就是为宝宝创造一个轻松有爱的环境，让他感到在这样的环境中学习是一种乐趣。同时，尽可能地给他提供在游戏中学习的机会，比如拼图、阅读和玩角色游戏。

教育学家指出："没必要花大钱购买昂贵的玩具，家中常用的物品就能使宝宝充分发挥他的想象力。"有创意的游戏对宝宝的成长尤为重要，天才儿童尤其需要机会表现自己，他会自觉地通过他的想象力去探索世界。父母应享受和宝宝共度的时光——交谈、欢笑、游戏，同时给宝宝许多积极的鼓励。

●和宝宝一起做游戏

宝宝乐于参加各种游戏，对你来说单调、平凡的事情对他很可能是意外的惊喜。不妨在日常生活中多给宝宝锻炼智力的机会。

●和宝宝一起记下购物单

要求他在超市里挑选蔬菜和水果，或者让他计算花掉了多少钱。引导得当的话，你觉得烦琐的东西，宝宝会觉得非常有趣呢。

●安排时间和宝宝一起阅读

在给宝宝讲故事时，你可以把他搂在怀里，温馨的时刻会让宝宝更加喜欢阅读。让他自己挑选一本书，鼓励他说说对插图的看法、谈谈插图和故事内容的关系。

●和宝宝一起念儿歌

大多数宝宝都很喜欢儿歌，可以利用这一点帮助宝宝从童谣中学习节奏、韵律和词汇。

●玩拼图游戏

简单的拼图游戏可以触发灵感，当宝宝独立完成一个拼图时，他会兴奋异常并且富有成就感。

让宝宝更聪明的四种刺激

1.活动刺激——培养宝宝的语言表达能力

孩子的各种能力都是在活动中取得的，也是在活动中锻炼的。所以我们要多为孩子提供各种各样的活动机会，比如：鼓励他和小朋友一起玩游戏，培养他的人际交往能力和语言表达能力。引导孩子多使用左眼、左手、左脚，以促进右脑发育。

2.自然刺激——提高孩子的感知能力

刚出生的婴儿，我们会选择一些音乐、闪卡、动感玩具来刺激他的感官发育。还有父母的陪伴、抚触、亲切的笑容都是不可缺少的刺激。抚触对婴幼儿来说很有必要。抚触既能开发孩子的触觉能力，又能传递父母的爱心、培养宝宝的健康心态。

等孩子稍大一些，父母要带孩子多去接触自然环境，逛公园，观赏花

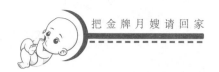

草，倾听大自然的各种声音，以此来锻炼孩子各种感官的敏锐性、培养孩子的观察能力。

3.专业刺激——轻松发现孩子的特长

注意观察孩子有哪方面的特长，如舞蹈、音乐、书法、绘画、主持、踢足球等，以对孩子在这些方面进行培养，从中能激发孩子的求知欲和创造精神，还能让孩子获得一技之长，还可能让孩子从此找到自己的发展方向。

有些父母认为某个专业在社会上很吃香，而强迫孩子去接受训练，这样不但不能使孩子成才，还会影响孩子的兴趣爱好发展。

4.兴趣刺激——让孩子拥有艺术气息

父母要有意识地去发现或者培养孩子各种各样的兴趣爱好，比如可以让孩子参加下棋、玩乐高、跳舞、饲养小动物等活动，这些兴趣爱好不仅可以开发孩子的智力，还可以磨炼孩子的耐心和意志力。

在孩子的兴趣爱好中，往往隐藏着孩子的潜能，因为一个孩子在参加自己感兴趣的活动时，他的潜能最容易被激发出来，也容易去克服困难，坚持到底。

在孩子3岁以前，家长可以把世界名曲作为家庭的背景音乐，因为这个时期是孩子对音乐的敏感期。3岁前可以不学乐器，但不可错过听音乐的最佳时机。建议在孩子3岁前让他看世界名画、世界著名风景和建筑物的图片，让这些美的画面深深地印在孩子的脑海里。

宝宝的语言游戏

这个时期是宝宝学习语言最快的时候，宝宝在短短的几个月中，语言会从简单的单词过渡到完整的句子，每天都会让身边的亲人惊喜不断。这一时期也是宝宝对外界最为好奇的时期，我们可以充分利用宝宝的好奇心来锻炼宝宝的语言能力。

1.看图说话

看图说话能够培养宝宝对事物的理解、分析、模仿能力，能够促进宝宝对于声音模仿的兴趣。妈妈可以准备一些图片，如小鸡、小鸭等小动物的图片，将图片展示给宝宝看。在展示过程中，需要反复模仿动物的叫声，再让宝宝自己模仿。为了提高效果，妈妈可以将动物的动作加进去，让宝宝模仿相应的动作。在宝宝熟练一段时间后，妈妈可以把图片放在宝宝面前，然后模仿动物的声音、动作，让宝宝辨认图片。

2.练习听指令做事

当宝宝理解了简单的句子时，妈妈就可以尝试让宝宝去做。比如你回到家里时，可以对宝宝说："我的乖宝宝，去把妈妈的拖鞋拿过来。"或是在家里时对宝宝说："宝贝，把积木拿出来，妈妈和你一起玩吧。"如果宝宝能够按照你的指令去做，就能够锻炼宝宝听指令做动作的能力。

3.指认部位

指认身体部位是提高宝宝对语言的兴趣、培养宝宝对语言理解力的有效方法之一。妈妈可以与宝宝面对面坐好，让他看着妈妈。妈妈可以随便地说出身体的一个部位，让宝宝指认出来。如，妈妈说"鼻子"，那么宝宝会用手指向你的鼻子，妈妈也可以要求宝宝指认自己的身体部位。

4.情景再现

情景再现可以提高宝宝的语言表达能力、加深对事物的记忆。例如，妈妈上周带宝宝去了动物园，那么这周可以故地重游。在经过相同的地方时可以向宝宝提出问题，如："这是哪里啊？你看到了什么动物了？"

5.扩展句子

当宝宝和你主动说话或寻求帮助时，你可以借机要求宝宝把话说得完整一些。比如，宝宝对你说"渴"。你可以教他说："我要喝水。"当然，宝宝不可能一次就学会，而且可能还带有儿话音，但是这些都没有关系。妈妈需要注意的是，场景的选择不能够太陌生，最好是每天都在发生的熟悉的事情。

6.睡前故事

现在越来越多的妈妈都开始给宝宝讲睡前故事，如果你的故事足够有趣，那么对宝宝的帮助将会很大。

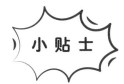

小 贴 士

怎样开发宝宝的语言能力

　　有些孩子说话比同龄人晚，到两岁多还说不出一句完整的话，父母担心孩子的语言能力有什么问题。其实，大多数孩子都是正常的，只是父母的养育方式出了问题。因为成人太过聪明，孩子一指，家长就知道他想要什么、想干什么，孩子当然不愿意再去表达。所以说，主要是家长的问题。

　　把问"××在哪里"换成"这是什么"，因为问"××在哪里？"孩子只要用手一指就行了，家长这样问在无意识中剥夺了孩子说话的机会；而"这是什么？"则为孩子创造了表达的机会，激发他去思考、回答。

自测宝宝智能发育的方法

 大动作

　　若大动作发育得好，可以促进大脑的发育；若大动作发育得差，常为智力发育缓慢或低下的早期指标。

　　主要行为模式为：

　　0～2个月：抬头90°。

　　3～4个月：翻身。

　　5～7个月：坐。

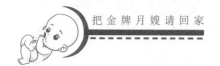

10～12个月：走。

15个月：跑步。

24个月左右：跳跃。

 精细动作

精细动作是手和手指探索、抓握和操作物体的能力。如果手的功能发展得又好又快，是需要有眼睛配合的，这叫作"手眼协调"。手是智慧的前哨，俗话说的"心灵手巧"就是指手的技能发展与智力水平有密切关系，因此，可以通过手的精细动作发展状况来检验婴幼儿的智力发展状况是否正常。

主要行为模式：

新生儿抓握动作：2～3个月。

抓住动作：4～7个月。

摆弄动作：6～7个月。

倒手动作：7～8个月。

拇食指对捏动作：9～10个月。

翻书动作：18～24个月。

握笔动作：18～24个月。

系扣动作：24个月左右。

 适应能力

主要行为模式：

新生儿眼睛能跟踪物体：1个月。

能找到声源：4个月。

玩具失落会找：6个月。

有意识摇铃：8个月。

能寻找盒内东西：10个月。

会盖瓶盖：12个月。

可将圆盒盖子盖上：15个月。

认识大小：24～36个月。

认识红色：24～36个月。

懂得"里""外"：33个月。

 语言能力

语言不但是交际的工具，而且也是思维的工具。从小培养宝宝的语言表达能力非常重要。妈妈可以多跟宝宝说话，给他讲故事、说儿歌。

主要行为模式：

新生儿发出轻微喉音：1个月。咿呀自语：4个月。

发出dɑ—dɑ、mɑ—mɑ声，叫名字时会转头：7个月。

会做出欢迎、再见的手势：10个月。

有意识叫爸爸、妈妈：10个月。

能说出3～4种单音的物名：15个月。

能说两句以上儿歌：24个月。

能说10个字以上的长句子：36个月。

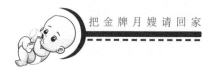

社交行为和生活自理能力

社交行为反映小儿社会交往能力。孩子的社交行为和自我料理生活的能力也与内在的成长因素有关，有一定的发展顺序。

眼睛跟人：1个月。

见到亲人会笑：3个月。

认识妈妈和熟人：4个月。

对镜子做游戏：7个月。

会注视所提到的人和物：10个月。

能配合穿衣服：12个月。

白天会控制大小便：18个月。

能自己脱掉单衣、单裤：24～27个月。

会扣纽扣：36个月。

参考书目：

《催乳按摩彩色图解》，作者：李红萍，辽宁科技出版社。

《郑玉巧育儿经》，作者：郑玉巧，21世纪出版社。

《广和堂月子餐》，作者：章惠如。